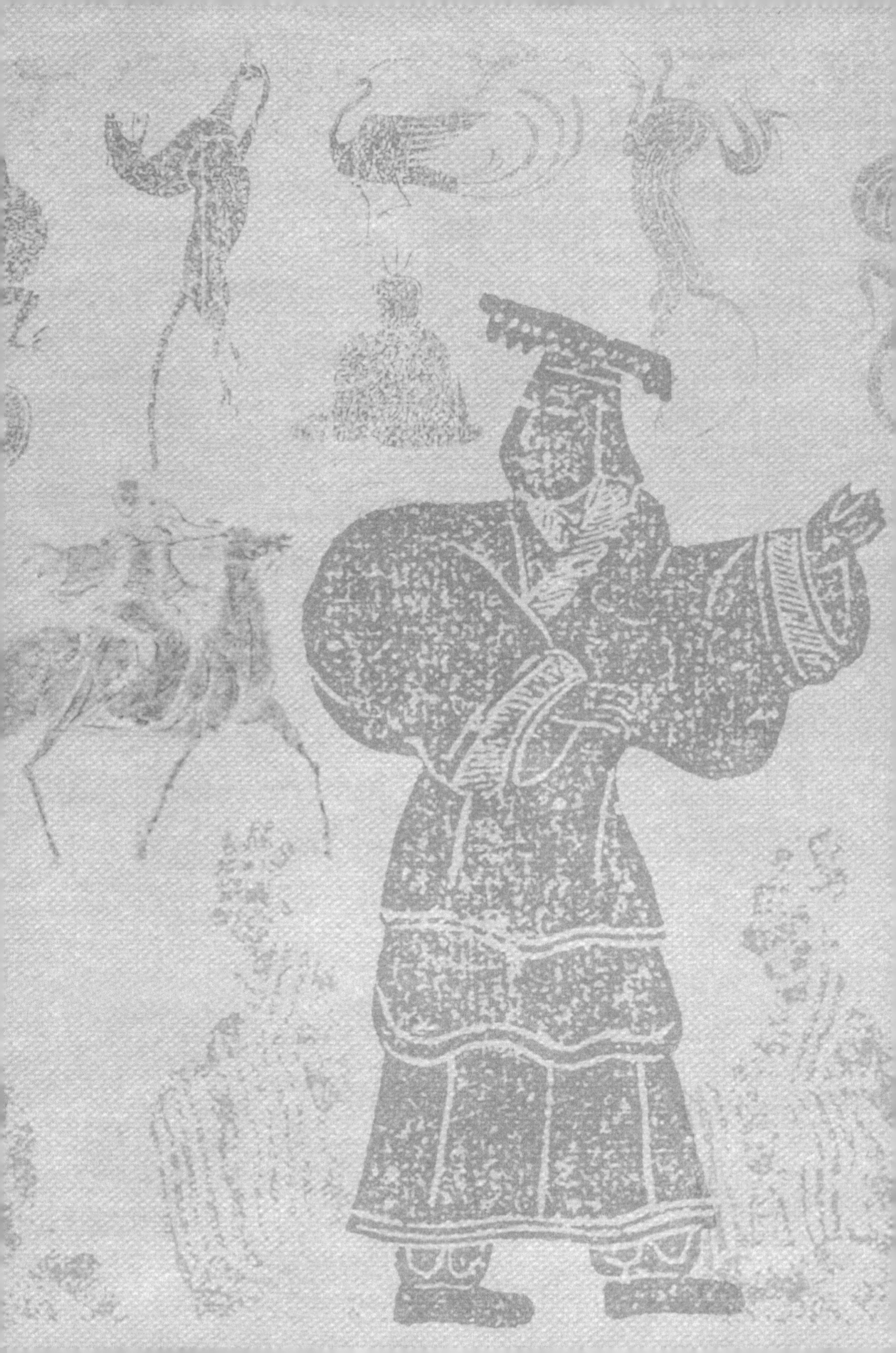

中国古医籍整理丛书

本草经解要

清·姚球　撰

卞雅莉　校注

中国中医药出版社

·北　京·

图书在版编目（CIP）数据

本草经解要/（清）姚球撰；卞雅莉校注．—北京：
中国中医药出版社，2016. 11（2023.4重印）
（中国古医籍整理丛书）
ISBN 978－7－5132－3521－1

Ⅰ.①本… Ⅱ.①姚… ②卞… Ⅲ.①本草－研究－中国－
清代 Ⅳ.①R281.3

中国版本图书馆 CIP 数据核字（2016）第 158690 号

中国中医药出版社出版
北京经济技术开发区科创十三街 31 号院二区 8 号楼
邮政编码　100176
传真　010－64405721
廊坊市祥丰印刷有限公司印刷
各地新华书店经销

开本 710×1000　1/16　印张 14　字数 95 千字
2016 年 11 月第 1 版　2023 年 4 月第 2 次印刷
书号　ISBN 978－7－5132－3521－1

定价　45.00 元
网址　www.cptcm.com

服务热线　010－64405510
购书热线　010－89535836
维权打假　010－64405753

微信服务号　zgzyycbs
微商城网址　https://kdt.im/LIdUGr
官方微博　http://e.weibo.com/cptcm
天猫旗舰店网址　https://zgzyycbs.tmall.com

如有印装质量问题请与本社出版部联系（010－64405510）

国家中医药管理局
中医药古籍保护与利用能力建设项目
组织工作委员会

项目专家组

顾　问　马继兴　张灿玾　李经纬

组　长　余瀛鳌

成　员　李致忠　钱超尘　段逸山　严世芸　鲁兆麟　郑金生　林端宜　欧阳兵　高文柱　柳长华　王振国　王旭东　崔　蒙　严季澜　黄龙祥　陈勇毅　张志清

项目办公室（组织工作委员会办公室）

主　任　王振国　王思成

副主任　王振宇　刘群峰　陈榕虎　杨振宁　朱毓梅　刘更生　华中健

成　员　陈丽娜　邱　岳　王　庆　王　鹏　王春燕　郭瑞华　宋咏梅　周　扬　范　磊　张永泰　罗海鹰　王　爽　王　捷　贺晓路　熊智波

秘　书　张丰聪

前 言

中医药古籍是传承中华优秀文化的重要载体，也是中医学传承数千年的知识宝库，凝聚着中华民族特有的精神价值、思维方法、生命理论和医疗经验，不仅对于传承中医学术具有重要的历史价值，更是现代中医药科技创新和学术进步的源头和根基。保护和利用好中医药古籍，是弘扬中国优秀传统文化、传承中医学术的必由之路，事关中医药事业发展全局。

1949 年以来，在政府的大力支持和推动下，开展了系统的中医药古籍整理研究。1958 年，国务院科学规划委员会古籍整理出版规划小组在北京成立，负责指导全国的古籍整理出版工作。1982 年，国务院古籍整理出版规划小组召开全国古籍整理出版规划会议，制定了《古籍整理出版规划（1982—1990）》，卫生部先后下达了两批 200 余种中医古籍整理任务，掀起了中医古籍整理研究的新高潮，对中医文化与学术的弘扬、传承和发展，发挥了极其重要的作用，产生了不可估量的深远影响。

2007 年《国务院办公厅关于进一步加强古籍保护工作的意见》明确提出进一步加强古籍整理、出版和研究利用，以及

“保护为主、抢救第一、合理利用、加强管理”的方针。2009年《国务院关于扶持和促进中医药事业发展的若干意见》指出，要“开展中医药古籍普查登记，建立综合信息数据库和珍贵古籍名录，加强整理、出版、研究和利用”。《中医药创新发展规划纲要（2006—2020）》强调继承与创新并重，推动中医药传承与创新发展。

2003～2010年，国家财政多次立项支持中国中医科学院开展针对性中医药古籍抢救保护工作，在中国中医科学院图书馆设立全国唯一的行业古籍保护中心，影印抢救濒危珍本、孤本中医古籍1640余种；整理发布《中国中医古籍总目》；遴选351种孤本收入《中医古籍孤本大全》影印出版；开展了海外中医古籍目录调研和孤本回归工作，收集了11个国家和2个地区137个图书馆的240余种书目，基本摸清流失海外的中医古籍现状，确定国内失传的中医药古籍共有220种，复制出版海外所藏中医药古籍133种。2010年，国家财政部、国家中医药管理局设立“中医药古籍保护与利用能力建设项目”，资助整理400余种中医药古籍，并着眼于加强中医药古籍保护和研究机构建设，培养中医古籍整理研究的后备人才，全面提高中医药古籍保护与利用能力。

在此，国家中医药管理局成立了中医药古籍保护和利用专家组和项目办公室，专家组负责项目指导、咨询、质量把关，项目办公室负责实施过程的统筹协调。专家组成员对古籍整理研究具有丰富的经验，有的专家从事古籍整理研究长达70余年，深知中医药古籍整理研究的重要性、艰巨性与复杂性，履行职责认真务实。专家组从书目确定、版本选择、点校、注释等各方面，为项目实施提供了强有力的专业指导。老一辈专家的学术水平和智慧，是项目成功的重要保证。项目承担单位山东中医药大学、南京中医药大学、上海中医药大学、福建中医药大学、浙江省中医药研究院、陕西省中医药研究院、河南省中医药研究院、辽宁中医药大学、成都中医药大学及所在省市中医药管理部门精心组织，充分发挥区域间互补协作的优势，并得到承担项目出版工作的中国中医药出版社大力配合，全面推进中医药古籍保护与利用网络体系的构建和人才队伍建设，使一批有志于中医学术传承与古籍整理工作的人才凝聚在一起，研究队伍日益壮大，研究水平不断提高。

本着“抢救、保护、发掘、利用”的理念，该项目重点选择近60年未曾出版的重要古医籍，综合考虑所选古籍的保护价值、学术价值和实用价值。400余种中医药古籍涵盖了医经、基础理论、诊法、伤寒金匮、温病、本草、方书、内科、外科、女科、儿科、伤科、眼科、咽喉口齿、针灸推拿、养生、医案医话医论、医史、临证综合等门类，跨越唐、宋、金元、明以迄清末。全部古籍均按照项目办公室组织完成的行业标准《中医古籍整理规范》及《中医药古籍整理细则》进行整理校注，绝大多数中医药古籍是第一次校注出版，一批孤本、稿本、抄本更是首次整理面世。对一些重要学术问题的研究成果，则集中收录于各书的“校注说明”或“校注后记”中。

“既出书又出人”是本项目追求的目标。近年来，中医药古籍整理工作形势严峻，老一辈逐渐退出，新一代普遍存在整理研究古籍的经验不足、专业思想不坚定等问题，使中医古籍整理面临人才流失严重、青黄不接的局面。通过本项目实施，搭建平台，完善机制，培养队伍，提升能力，经过近5年的建设，锻炼了一批优秀人才，老中青三代齐聚一堂，有效地稳定了研究队伍，为中医药古籍整理工作的开展和中医文化与学术的传承提供必备的知识和人才储备。

本项目的实施与《中国古医籍整理丛书》的出版，对于加强中医药古籍文献研究队伍建设、建立古籍研究平台，提高古籍整理水平均具有积极的推动作用，对弘扬我国优秀传统文化，推进中医药继承创新，进一步发挥中医药服务民众的养生保健与防病治病作用将产生深远影响。

第九届、第十届全国人大常委会副委员长许嘉璐先生，国家卫生计生委副主任、国家中医药管理局局长、中华中医药学会会长王国强先生，我国著名医史文献专家、中国中医科学院马继兴先生在百忙之中为丛书作序，我们深表敬意和感谢。

由于参与校注整理工作的人员较多，水平不一，诸多方面尚未臻完善，希望专家、读者不吝赐教。

国家中医药管理局中医药古籍保护与利用能力建设项目办公室

二〇一四年十二月

许序

“中医”之名立，迄今不逾百年，所以冠以“中”字者，以别于“洋”与“西”也。慎思之，明辨之，斯名之出，无奈耳，或亦时人不甘泯没而特标其犹在之举也。

前此，祖传医术（今世方称为“学”）绵延数千载，救民无数；华夏屡遭时疫，皆仰之以度困厄。中华民族之未如印第安遭染殖民者所携疾病而族灭者，中医之功也。

医兴则国兴，国强则医强。百年运衰，岂但国土肢解，五千年文明亦不得全，非遭泯灭，即蒙冤扭曲。西方医学以其捷便速效，始则为传教之利器，继则以“科学”之冕畅行于中华。中医虽为内外所夹击，斥之为蒙昧，为伪医，然四亿同胞衣食不保，得获西医之益者甚寡，中医犹为人民之所赖。虽然，中国医学日益陵替，乃不可免，势使之然也。呜呼！覆巢之下安有完卵？

嗣后，国家新生，中医旋即得以重振，与西医并举，探寻结合之路。今也，中华诸多文化，自民俗、礼仪、工艺、戏曲、历史、文学，以至伦理、信仰，皆渐复起，中国医学之兴乃属必然。

迄今中医犹为国家医疗系统之辅，城市尤甚。何哉？盖一则西医赖声、光、电技术而于20世纪发展极速，中医则难见其进。二则国人惊羡西医之“立竿见影”，遂以为其事事胜于中医。然西医已自觉将入绝境：其若干医法正负效应相若，甚或负远逾于正；研究医理者，渐知人乃一整体，心、身非如中世纪所认定为二对立物，且人体亦非宇宙之中心，仅为其一小单位，与宇宙万象万物息息相关。认识至此，其已向中国医学之理念“靠拢”矣，虽彼未必知中国医学何如也。唯其不知中国医理何如，纯由其实践而有所悟，益以证中国之认识人体不为伪，亦不为玄虚。然国人知此趋向者，几人？

国医欲再现宋明清高峰，成国中主流医学，则一须继承，一须创新。继承则必深研原典，激清汰浊，复吸纳西医及我藏、蒙、维、回、苗、彝诸民族医术之精华；创新之道，在于今之科技，既用其器，亦参照其道，反思己之医理，审问之，笃行之，深化之，普及之，于普及中认知人体及环境古今之异，以建成当代国医理论。欲达于斯境，或需百年欤？予恐西医既已醒悟，若加力吸收中医精粹，促中医西医深度结合，形成21世纪之新医学，届时“制高点”将在何方？国人于此转折之机，能不忧虑而奋力乎？

予所谓深研之原典，非指一二习见之书、千古权威之作；就医界整体言之，所传所承自应为医籍之全部。盖后世名医所著，乃其秉诸前人所述，总结终生行医用药经验所得，自当已成今世、后世之要籍。

盛世修典，信然。盖典籍得修，方可言传言承。虽前此50余载已启医籍整理、出版之役，惜旋即中辍。阅20载再兴整理、出版之潮，世所罕见之要籍千余部陆续问世，洋洋大观。

今复有“中医药古籍保护与利用能力建设”之工程，集九省市专家，历经五载，董理出版自唐迄清医籍，都400余种，凡中医之基础医理、伤寒、温病及各科诊治、医案医话、推拿本草，俱涵盖之。

噫！璐既知此，能不胜其悦乎？汇集刻印医籍，自古有之，然孰与今世之盛且精也！自今而后，中国医家及患者，得览斯典，当于前人益敬而畏之矣。中华民族之屡经灾难而益蕃，乃至未来之永续，端赖之也，自今以往岂可不后出转精乎？典籍既蜂出矣，余则有望于来者。

谨序。

第九届、十届全国人大常委会副委员长

許嘉璐

二〇一四年冬

王 序

中医学是中华民族在长期生产生活实践中，在与疾病作斗争中逐步形成并不断丰富发展的医学科学，是中国古代科学的瑰宝，为中华民族的繁衍昌盛作出了巨大贡献，对世界文明进步产生了积极影响。时至今日，中医学作为我国医学的特色和重要医药卫生资源，与西医学相互补充、相互促进、协调发展，共同担负着维护和促进人民健康的任务，已成为我国医药卫生事业的重要特征和显著优势。

中医药古籍在存世的中华古籍中占有相当重要的比重，不仅是中医学术传承数千年最为重要的知识载体，也是中医为中华民族繁衍昌盛发挥重要作用的历史见证。中医药典籍不仅承载着中医的学术经验，而且蕴含着中华民族优秀的思想文化，凝聚着中华民族的聪明智慧，是祖先留给我们的宝贵物质财富和精神财富。加强对中医药古籍的保护与利用，既是中医学发展的需要，也是传承中华文化的迫切要求，更是历史赋予我们的责任。

2010 年，国家中医药管理局启动了中医药古籍保护与利用能力建设项目。这既是传承中医药的重要工程，也是弘扬优秀民族文化的重要举措，不仅能够全面推进中医药的有效继承和创新发展，为维护人民健康作出贡献，也能够彰显中华民族的璀璨文化，为实现中华民族伟大复兴的中国梦作出贡献。

相信这项工作一定能造福当今，嘉惠后世，福泽绵长。

国家卫生和计划生育委员会副主任

国家中医药管理局局长

中华中医药学会会长

王国强

二〇一四年十二月

马 序

新中国成立以来，党和国家高度重视中医药事业发展，重视古籍的保护、整理和研究工作。自 1958 年始，国务院先后成立了三届古籍整理出版规划小组，分别由齐燕铭、李一氓、匡亚明担任组长，主持制定了《整理和出版古籍十年规划（1962—1972）》《古籍整理出版规划（1982—1990）》《中国古籍整理出版十年规划和“八五”计划（1991—2000）》等，而第三次规划中医药古籍整理即纳入其中。1982 年 9 月，卫生部下发《1982—1990 年中医古籍整理出版规划》，1983 年 1 月，中医古籍整理出版办公室正式成立，保证了中医古籍整理出版规划的实施。2002 年 2 月，《国家古籍整理出版“十五”（2001—2005）重点规划》经新闻出版署和全国古籍整理出版规划领导小组批准，颁布实施。其后，又陆续制定了国家古籍整理出版“十一五”和“十二五”重点规划。国家财政多次立项支持中国中医科学院开展针对性中医药古籍抢救保护工作，文化部在中国中医科学院图书馆专门设立全国唯一的行业古籍保护中心，国家先后投入中医药古籍保护专项经费超过 3000 万元，影印抢救濒危珍、善、孤本中医古籍1640余种，开展了海外中医古籍目录调研和孤本回归工作。2010年，国家财政部、国家中医药管理局安排国家公共卫生专项资金，设立了“中医药古籍保护与利用能力建设项目”，这是继1982～1986年第一批、第二批重要中医药古籍整理之后的又一次大规模古籍整理工程，重点整理新中国成立后未曾出版的重要古籍，目标是形成并普及规范的通行本、传世本。

为保证项目的顺利实施，项目组特别成立了专家组，承担咨询和技术指导，以及古籍出版之前的审定工作。专家组中的许多成员虽逾古稀之年，但老骥伏枥，孜孜不倦，不仅对项目进行宏观指导和质量把关，更重要的是通过古籍整理，以老带新，言传身教，培养一批中医药古籍整理研究的后备人才，促进了中医药古籍保护和研究机构建设，全面提升了我国中医药古籍保护与利用能力。

作为项目组顾问之一，我深感中医药古籍保护、抢救与整理工作的重要性和紧迫性，也深知传承中医药古籍整理经验任重而道远。令人欣慰的是，在项目实施过程中，我看到了老中青三代的紧密衔接，看到了大家的坚持和努力，看到了年轻一代的成长。相信中医药古籍整理工作的将来会越来越好，中医药学的发展会越来越好。

欣喜之余，以是为序。

中国中医科学院研究员

马继兴

二〇一四年十二月

校注说明

《本草经解要》四卷，此书旧题清·叶桂撰，系为托名。实为清代医家姚球撰。姚球（？—1735），字颐真，堂号学易草庐，无锡梁溪人。儒士，精于《易经》，尝著《周易象训》，其“凡例”称辛未岁年二十七始读《周易》，二十余年间，见注疏百三四十部。因《易》以悟医，深探医家要妙。《本草经解要》四卷，论药一百七十四味，以《神农本草经》药物为主。将药物气味与脏腑功能紧密结合，详释药理，每有新见。其书刊行后，坊贾因书不售，托名叶天士，遂使吴中纸贵。姚氏另著有《景岳全书发挥》《周慎斋遗书》，均托名刊行；《南阳经解》《痘科指掌》佚。

通过查阅《中国中医古籍总目》，本书共有10个版本，包括清雍正二年甲辰（1724）刻本（稽古山房藏版），清雍正二年甲辰（1724）王从龙刻本（简称“王从龙本”），清雍正刻本（金阊书业堂藏版），清乾隆四十六年辛丑（1781）卫生堂刻本（简称“卫生堂本”），清光绪十四年戊子（1888）潘霨刻本（简称“潘霨本”），清光绪十九年癸巳（1893）羊城大文堂刻本，清贵阳文通书局铅印本民国重印本，清刻本，清据雍正二年稽古山房刻本影抄本，1926年广益书局铅印本。本次整理选用雍正二年甲辰刻本（稽古山房藏版）为底本。主校本选用王从龙刻本。清雍正刻本（金阊书业堂藏版）、卫生堂刻本、潘霨刻本作为参校本。

本次校注具体原则如下。

1. 采用简体横排形式，对原书进行标点。

2. 底本中俗字、异体字、古字，与训释有关者保留原字，其余径改。

3. 底本中通假字，保留原字，于首见处出注说明。生僻疑难字词酌予注释。

4. 底本中一般笔画之误，予以径改，不出校。

5. 底本与校本文字不同，若疑底本有误，则原文不动，出校存疑；底本与校本文字不同，义皆可通，校本有参考价值者，则原文不动，出校说明。

6. 底本目录与正文有异者，据正文律齐，不出校。

7. 底本每卷首均有“古吴叶桂天士集注，河东杨缉祖远斋阅定，同里门人王从龙校刊”字样，今一并删去。

王　序

古称神农氏辨别百草之性，咀味穷理，列为成书，后人定之，名曰《本草纲目》，然品汇既多，篇章亦富，不无烦衍错杂之病，能贯通而得其要者，诚难其人。昌黎韩子有言：记事者提要，纂言者钩玄。苟或昧于阴阳，类聚群分，未能推明其所以然，而欲临症补泻，得其所当然，难矣！叶君天士，儒者。喜读书，尤邃于《易》，尝著《易经象训》十二卷。因《易》以悟医，通乎其理，撰述颇多，《本草经解要》其一也。集中所载，择汤液中要品而得其精。家侄悦田从学有年，得其指示，抄录此书，出入必偕。近游六安，省舍弟于奎光清署，得谒州刺史杨公。公一见之，反复赞叹，以为诠释之精，无逾此编。即命远斋公子付之梓人，以公当世，使学者识其要领，于本草之精义，洞然豁然，纲举目张。忘乎其纂辑之劳，而具有贯通之益，其于人之疾也，庶无谬乎！愿以此编为良医家法也。

可时雍正二年十一月日长至锡山王云锦书于荷经之凝斋

杨　序

夫立言者，不其难哉！或敷陈[①]繁赜[②]而肯綮[③]无闻，或梗概粗呈而源流俱昧，失则维均，故职详未若职要。而明其当然，又必抉其所以然。正如经籍，汉唐注疏，亦云详矣，宋贤则略名物而穷义理，斯道始朗如星日。今医之本草而有《纲目》，犹经籍之有注疏也。终身学而未知注疏者，众矣！而医之于《纲目》亦然，畏其繁重，记诵维艰也，惊犹河汉，会归不易也。于是乎因陋就简，承讹袭谬，凡訑訑[④]然刀圭[⑤]漫试，自诩良工，与夫坐拥皋比[⑥]，居然名宿，滔滔皆是，堪一叹也。古吴叶先生，儒者也，邃于《易》而善医，即以《易》之盈虚消息，通乎剂之缓急轻重，著书等身，其一为《本草经解要》。于《本经》三百六十五种而损之，而益之，凡一百七十有四。其诠释也，缕析详明；其制方也，斟酌尽善。盖东璧之书，淹通博大，此则撮其至要，洁静精微，固义文家法，一立言而三不朽具焉者也。其锡山王君悦田，为海文殿元之群从，学《易》于先生，兼得活人之术焉。间出此视予，予寻绎再四谓，是论衡也，忍终秘乎？顷者，家大人于政事余暇，刊布方书数种，补

---

① 敷陈：详尽的陈述。

② 繁赜（zé 责）：复杂深奥。

③ 肯綮：比喻要害或最重要的关键。

④ 訑（yí 宜）訑：沾沾自喜貌。形容人自以为很聪明而不听别人的话。

⑤ 刀圭：中药的量器名。

⑥ 坐拥皋比：任教。皋比，原指虎皮，古人坐虎皮讲学，后指讲席。

子惠所难周，掖斯人于耆艾[①]，顾药物则其权舆[②]也，并锲[③]是书，欲学者咸奉为指南。譬若经生，即未遑[④]远稽，讨矜奥博，但力守宋贤传注，深思潜玩，融会贯通，已无愧真儒，此叶先生著书本怀也，悦田兄尊闻雅意也，亦即家大人保赤情殷，常以济人利物，当随事力行，敦勉[⑤]余兄弟之素志也。工竣，为识诸首简。

雍正甲辰岁午月上浣[⑥]河东杨缉祖序于六署之敬德堂

① 耆艾：尊长，师长。亦泛指老年人。

② 权舆：萌芽，新生。

③ 锲（qiè 切）：用刀子刻。

④ 未遑：没有时间顾及，来不及。

⑤ 敦勉：劝勉。

⑥ 上浣：指上旬。

目　录

卷　一

卷　二

卷　三

卷　四

附　馀

卷　一

草部上

人　参

气微寒，味甘，无毒。补五脏，安精神，定魂魄，止惊悸，除邪气，明目，开心益智，久服轻身延年。

人参气微寒，禀天秋令少阴之气，入手太阴肺经；味甘无毒，禀地中正之土味，入足太阴脾经。气厚于味，阳也。肺为五脏之长，百脉之宗，司清浊之运化，为一身之橐籥[①]，主生气。人参气寒清肺，肺清则气旺，而五脏俱补矣。精者阴气之英华，神者阳气之精灵也，微寒清肺，肺旺则气足而神安。脾属血，人身阴气之原，味甘益脾，脾血充则阴足而精安。随神往来者谓之魂，并精出入谓之魄，精神安，魂魄自定矣。气虚则易惊，血虚则易悸。人参微寒益气，味甘益血，气血平和，惊悸自止。邪之所凑，其气必虚。人参益气，正气充足，其邪气自不能留，故能除邪气。五脏藏阴者也，五脏得甘寒之助，则精气上注于目而目明矣。心者神之处也，神安所以心开，开者朗也。肾者精之舍也，精充则伎巧出而智益。久服则气足，

① 橐籥（tuóyuè 驼月）：喻肺主气司呼吸，调节气机的功能。

故身轻，气足则长生，故延年也。

制方：

人参同五味子、麦冬，名生脉散，补阴生津液。

同辰砂，治惊。

同炮姜，则补气温中。

同白术、炮姜、甘草，名理中汤，治胸中寒邪痞塞。

同白茯、白术、甘草，名四君子汤，治脾湿不思饮食。

同半夏、陈皮，治脾湿生痰。

同附子，名一气汤，追散失元阳。

同半夏、生姜，治食入即吐。

同陈皮、生姜，治霍乱吐泻，烦躁不宁。

同炮姜等分末，生地汁丸，治妊娠吐水。

同苏木，治产后发喘；加童便，治血晕。

同归身，治产后诸虚。

同甘草、归身、五味、麦冬，治血虚发热。

同炮姜、北味、白术、甘草、白芍，治中气虚喘。

同黄芪、甘草、天冬、麦冬、生地、熟地、北味、茯苓，治肾虚水泛成痰。

同乳香各一钱，丹砂五分，末，鸡蛋清和姜汁调服，治横生倒产。

同归身、麦冬、五味，治闻雷即晕。

同赤茯、龙齿、辰砂，治离魂。

同陈皮，治房后困倦。

同柴胡、大枣、生姜，治虚劳发热。

同赤茯、麦冬治齿缝出血。

同莲肉、川连，治噤口痢[1]。

同白术、吴茱萸，治脾泄。

同五味、吴萸、肉果，名四神丸，治肾泄。

同白芍[2]、甘草，治血虚腹痛。

同附子、肉桂、炮姜，治寒厥。

同附子、北味，治气脱中寒。

同白术、麦冬、五味，治中暑倦怠。

同白芍、沉香，治气虚胸满。

同升麻，补上焦元气，泻肺中伏火。

同白茯，补下焦元气，泻肾中伏火。

同沉香、茯神，治心虚邪客作痛。

同黄芪、白芍、北味，治汗多亡阳。

同知母、石膏、粳米、甘草，名人参白虎汤，治气虚伤暑。

同附子、白术、白芍、白茯、甘草，治小儿慢惊。

同菖蒲、莲肉，治产后不语。

同附子、肉桂、麦冬、五味，治下虚寒而上大热。

同黄芪、天冬、北味、牛膝、杞子、菖蒲，治中风

---

① 噤口痢：以下痢不能进食，或下痢呕恶不能食等为常见症的痢疾。

② 白芍：潘霨本此处作“白术”。

不语。

同大枣、白芍、甘草、枣仁、圆肉，治脾阴虚。

同木瓜、藿香、橘红，治气虚反胃。

同姜皮，各两许，水煎露服，治气虚疟久不止。

黄　芪

气微温，味甘，无毒。主痈疽久败疮，排脓止痛，大风癞疾，五痔[①]鼠瘘[②]，补虚，小儿百病。酒炒、醋炒、蜜炙、白水炒。

黄芪气微温，禀天春升少阳之气，入足少阳胆经、手少阳三焦；味甘无毒，禀地和平之土味，入足太阴脾经。气味俱升，阳也。脾主肌肉，甘能解毒，温能生肌，所以主痈疽久败疮，排脓止痛也。风湿热壅于肌肉筋脉中，则筋坏肉败而成大麻风癞疾矣。脾主湿，胆主风，三焦主热，邪之所凑，其气必虚。黄芪甘温，补益气血，故治癞疾也，肠澼为痔，肠者手阳明经也。太阴脾为阳明行津液者也。甘温益脾，脾健运，则肠澼行而痔愈。鼠瘘者瘰疬也，乃少阳经风热郁毒，黄芪入胆与三焦，甘能解毒，温能散郁，所以主之。人身之虚，万有不齐，不外乎气血两端。黄芪气味甘温，温之以气，所以补形不足也，补之以味，所以益精不足也。小儿稚阳也，稚阳为少阳，少阳生

① 五痔：肛门痔五种类型之合称。《备急千金要方》卷二十三："夫五痔者，一曰牡痔，二曰牝痔，三曰脉痔，四曰肠痔，五曰血痔。"

② 鼠瘘：瘰疬溃破后所形成的经久不愈的瘘管或窦道。

气条达，小儿何病之有？黄芪入少阳补生生之元气，所以概主小儿百病也。

制方：

黄芪同桂枝、白芍、甘草、姜、枣、饴，名黄芪建中汤，治脾阴虚。

同桂枝、白芍、甘草、防风，治表虚自汗。

同茅术、生地等分，牛膝、黄柏减半，丸，治湿毒臁疮久不愈。

用盐水炒五钱，白茯一两，末，治气虚白浊。

同甘草，治虚渴。

同麻仁、陈皮、白蜜，治老人虚闭。

同川连，治肠风下血。

同川芎、糯米，治胎不安。

同生地、熟地、黄柏、黄连、黄芩、归身、枣仁，治阴虚盗汗。

同生地、熟地、归身、人参、枣仁、北味，治表虚自汗。

同人参、甘草，名保元汤，治阳虚及虚痘症。

同白芷、白及、甘草、金银花、皂刺，排脓止痛。

术

气温，味甘，无毒。主风寒湿痹，死肌，痉疸，止汗除热，消食。作煎饵久服，轻身延年不饥。

术性温，禀天阳明之燥气，入足阳明胃经；味甘无毒，禀地中正之土味，入足太阴脾经。气味俱升，阳也。风寒湿三者合成痹，痹者拘挛而麻木也，盖地之湿气，感则害人皮肉筋骨也。死肌者，湿邪侵肌肉也。痉者，湿流关节而筋劲急也。疸者，湿乘脾土，肌肉发黄也。皆脾胃湿症，术性甘燥，所以主之。胃土湿，则湿热交蒸而自汗发热，术性燥湿，故止汗除热也。脾者为胃行其津液者也，脾湿则失其健运之性而食不消矣，术性温益阳，则脾健而食消也。煎饵久服，则胃气充足，气盛则身轻，气充则不饥，气纳则延年，所以轻身延年不饥也。

制方：

术同枳实作汤，治水饮；作丸，名枳术丸，治面黄食不化。

同人参，治脾肺俱虚。

同白芍、白茯、甘草，治脾虚肌热。

同泽泻，治心下有水。

同牡蛎、浮麦、石斛，治脾虚盗汗。

同姜酒煎，治产后呕逆。

同陈皮，治脾虚胀满。

同谷芽、猪肚，丸，治脾虚少食而瘦。

同白芍、肉果，丸，治脾虚泄泻。

同茯苓、糯米、枣肉，丸，治久泻肠滑。

同熟地，丸，治泻血色黄。

同熟地、炮姜、北味，丸，名黑地黄丸，治下血。

同半夏、丁香，治小儿久泄。

同泽泻、车前，治水泻暑泻。

同苦参、牡蛎、猪肚，丸，治胃湿热而瘦。

同麦冬、石斛、黄柏、白芍、木瓜、苡仁、北味，治痿。

甘　草

气平，味甘，无毒。主五脏六腑寒热邪气，坚筋骨，长肌肉，倍气力，金疮尰[①]，解毒，久服轻身延年。生用清火，炙用补中。

甘草气平，禀天秋凉之金气，入手太阴肺经；味甘无毒，禀地和平之土味，入足太阴脾经。气降味升，阳也。肺主气，脾统血，肺为五脏之长，脾为万物之母。味甘可以解寒，气平可以清热。甘草甘平，入肺入脾，所以主五脏六腑寒热邪气也。肝主筋，肾主骨，肝肾热而筋骨软，气平入肺，平肝生肾，筋骨自坚矣。脾主肌肉，味甘益脾，肌肉自长。肺主周身之气，气平益肺，肺益则气力自倍也。金疮热则尰，气平则清，所以治尰。味甘缓急，气平清热，故又解毒。久服肺气清，所以轻身；脾气和，所以延年也。

制方：

甘草佐黄芪、防风，治气虚痘症。

---

① 尰（zhǒng 肿）：足肿病。

同白芍、黄芩，名黄芩汤，治痢。

同白芍，名甲己汤，治泄。

同人参、炮姜、肉桂，则温中。

同麦冬、枇杷叶、苏子，则下气。

同川连、白芍、升麻、滑石，治热痢。

同人参、菖蒲、益智、圆肉、枣仁、远志，治健忘。

同桔梗、元参、牛蒡、花粉，利咽喉。

同麦冬、石膏、竹叶、知母，名竹叶石膏汤，治烦闷燥渴。

同川连、木通、赤茯、生地，泻心火。

同桂枝、人参、生地、麦冬、阿胶、麻仁、姜、枣、酒，名复脉散，治心脾血枯。

甘草一味，水炙熬膏，治悬痈[1]如神。

山　药

气温平，味甘，无毒。主伤中，补虚羸，除寒热邪气，补中，益气力，长肌肉，强阴，久服耳目聪明，轻身，不饥延年。炒用。

山药气温平，禀天春升秋降之和气，入足厥阴肝经、手太阴肺经；味甘无毒，禀地中正之土味，入足太阴脾经。气升味和，阳也。脾为中州而统血，血者阴也，中之守也，甘平益血，故主伤中。脾主肌肉，甘温益脾，则肌

① 悬痈：指生于上腭，形如紫李的肿物，多由火毒炽盛所致。

肉丰满，故补虚羸。肺主气，气虚则寒邪生，脾统血，血虚则热邪生，气温益气，味甘益血，血气充而寒热邪气除矣。脾为中州，血为中守，甘平而益脾血，所以补中。脾主四肢，脾血足，则四肢健，肺气充，则气力倍也。阴者宗筋也，宗筋属肝，气温禀春升之阳，所以益肝而强阴也。久服气温益肝，肝开窍于目，目得血则明；气平益肺而生肾，肾开窍于耳，耳得血则聪；味甘益脾，脾气充则身轻；脾血旺则不饥，气血调和，故延年也。

制方：

山药同生地、杞子、牛膝、甘菊、白蒺藜、五味，治肝肾虚怯。

同莲肉、扁豆、人参、白芍、白茯、甘草、陈皮，治脾虚泄泻。

同羊肉、肉苁蓉作羹，治虚羸。

薏苡仁

气微寒，味甘，无毒。主筋急拘挛，不可屈伸，久风湿痹，下气，久服轻身益气。糯米炒。

苡仁气微寒，禀天秋金之燥气，入手太阴肺经；味甘无毒，得地中平之土味，入足太阴脾经。气降味和，阴也。《经》云：湿热不攘，则大筋软短而拘挛。苡仁气微寒，清热利湿，所以主筋急，拘挛不可屈伸也。久风，长久之风也，风淫则末疾，所以手足麻木而湿痹生焉。苡仁甘寒，其主之者，甘以行之，寒以清之也。微寒，禀秋金之燥气而益肺，肺气治则下行，故主下气。久服轻身益气者，湿行则脾健而身轻，金清则肺实而气益也。

制方：

苡仁同木瓜、石斛、萆薢、黄柏、生地、麦冬，治痿厥。

同五加皮、牛膝、石斛、生地、甘草，治筋拘急。

专一味多服久服，治湿火伤肺，肺痈肺痿及痿症。

何首乌

气微温，味苦涩，无毒。主瘰疬，消痈肿，疗头面风疮[1]，治五痔，止心痛，益血气，黑髭发，悦颜色，久服长筋骨，益精髓，延年不老，亦治妇人产后及带下诸疾。马豆蒸用。

何首乌气微温，禀天春升少阳之气，入足少阳胆经、手少阳三焦经；味苦涩无毒，得地火水之味，入手少阴心经、足少阴肾经。气味升少降多，阴也。瘰疬，少阳之郁毒，首乌入少阳，气温则通达，所以主之。痈肿及头面风疮，皆属心火，味苦入心，气温能行，所以主之。肠澼为痔，痔者湿热伤血之症也，味苦清血，故亦主之。心为君火，火郁则痛，苦能泄，温能行，故主心痛。心主血，肾藏气，味苦益血，味涩益气也。髭发者血之余也，心者生之本，其华在面，心血通流，则髭发黑而颜色美矣，其黑

① 头面风疮：卫生堂本作“头风面疮”。

髭发悦颜色者，苦益血而温能通也。肝主筋，肾主骨，藏精与髓，胆气疏则肝血润，心血充则肾精足，其坚筋骨益精髓者，气温益胆，味苦涩而交心肾也。心肾交，则火降水升，自延年不老矣。治产后及带下诸疾者，以气温能升少阳之生气，味苦涩交心肾之阴阳也。

制方：

首乌同牛膝、鳖甲、陈皮、青皮，治疟邪在阴分；如表虚脾弱，加人参三五钱。

同金银花、地榆、川连、白芍、升麻、葛根、甘草、滑石、山豆根、犀角、草石蚕，治痢纯血诸药不效者。

首乌日日生嚼，治瘰疬或破或不破，并用叶[1]捣涂。

同牛膝，丸，治腰膝软疼及风痰久疟。

百 合

气平，味甘，无毒。主邪气腹胀心痛，利大小便，补中益气。

百合气平，禀天秋平之金气，入手太阴肺经；味甘无毒，得地中正之土味，入足太阴脾经。气降味和，阴也。肺主气，气逆则腹胀心痛，谓之邪者，盖非其位则为邪也，气平下降，所以主之。膀胱者州都之官，津液气化则出，肺主气，而与大肠为合，脾者又为胃行津液者也。百合甘平，平则气降，气化及于州都，则小便利。甘则脾

① 叶：潘霨本作“药”。

润，脾行胃之津液，则大便利也。脾为中州，补中者味甘益脾也，肺主气，益气者气平肃肺也。

制方：

百合同麦冬、白芍、甘草、木通，利大小便。

同知母、柴胡、竹叶，治寒热邪气，通身疼痛。

同麦冬、五味、白芍、甘草，补中益气。

同白芍、白茯、车前、桑皮，治皮毛浮肿。

菟丝子

气平，味辛甘，无毒。主续绝伤，补不足，益气力，肥健人。酒蒸。

菟丝子气平，禀天秋平之金气，入手太阴肺经；味辛甘无毒，得地金土二味，入足太阴脾经、足阳明燥金胃经。气味升多于降，阳也。其主续绝伤者，肺主津液，脾统血，辛甘能润，润则绝伤续也。肺主气，脾主血，胃者十二经之本，气平而味辛甘，则气血俱益，故补不足也。气力者得于天，充于谷，辛甘益脾胃，则食进而气力充也。脾胃为土，辛甘能润，则肌肉自肥也。

制方：

菟丝子单服，补血。

同熟地，丸，治阴损。

同杜仲，丸，治阳虚。

同白茯、石莲，治白浊。

同麦冬，丸，治心肾不足，口干怔忡。

同牛膝，治腰膝痛。

淫羊藿

气寒，味辛，无毒。主阴痿绝伤，茎中痛，利小便，益气力，强志。羊脂拌炒。

淫羊藿气寒，禀天冬令之水气，入足少阴肾经；味辛无毒，得地润泽之金味，入手太阴肺经。气味降多于升，阴也。阴者宗筋也，水不制火，火热则筋失其刚性而痿矣，淫羊藿入肾而气寒，寒足以制火而痿自愈也。绝伤者，阴绝而精伤也，气寒益水，味辛能润，润则阴精充也。茎，玉茎也，痛者火郁于中也，热者清之以寒，郁者散之以辛，所以主茎中痛也。小便气化乃出，辛寒之品，清肃肺气，故利小便。肺主气，肾统气，寒益肾，辛润肺，故益气力也。气力既益，内养刚大，所以强志，盖肾藏志也。

制方：

淫羊藿浸酒，治偏风不遂，水涸腰痛。

同五味、覆盆，丸，治三焦咳嗽。

专为末，泡汤漱，治牙疼。

巴戟天

气微温，味辛甘，无毒。主大风邪气，阴痿不起，强筋骨，安五脏补中，增志益气。酒焙。

巴戟天气微温，禀天春升之木气，入足厥阴肝经；味辛甘无毒，得地金土二味，入足阳明燥金胃经。气味俱升，阳也。风气通肝，巴戟入肝，辛甘发散，主大风邪气，散而泻之也。阴者宗筋也，宗筋属肝，痿而不起，则肝已全无鼓动之阳矣，巴戟气温益阳，所以主之。盖巴戟治阳虚之痿，淫羊藿治阴虚之痿也。肝主筋，肾主骨，辛温益肝肾，故能强筋骨也。胃者五脏之原，十二经之长，辛甘入胃，温助胃阳，则五脏皆安也。胃为中央土，土温则中自补矣。肾统气而藏志，巴戟气温益肝，肝者敢也，肝气不馁，则不耗肾，而志气增益也。

制方：

巴戟天同五味、苁蓉、山萸、鹿茸、柏仁、杞子、补骨脂，治阴痿。

同鹿角、柏仁、天冬、远志、莲须、覆盆、黄柏，治夜梦鬼交泄精。

同熟大黄，治饮酒人脚软。

肉苁蓉

气微温，味甘，无毒。主五劳七伤，补中，除茎中寒热痛，养五脏，强阴，益精气，多子，妇人癥瘕，久服轻身。洗去甲用。

肉苁蓉气微温，禀天春升之木气，入足厥阴肝经；味甘无毒，得地中正之土味，入足太阴脾经；色黑而润，制过味咸，兼入足少阴肾经。气味俱浊，降多于升，阴也。填精益髓，又名黑司命。五劳者，劳伤五脏之真气也，劳者温之，苁蓉气温，所以治劳也。七伤者，食伤、忧伤、饮伤、房室伤、饥伤、劳伤、经络营卫气伤之七伤也。七者皆伤真阴，肉苁蓉甘温滑润，能滋元阴之不足，所以主之也。中者阴之守也，甘温益阴，所以补中。茎，玉茎也，寒热痛者，阴虚火动，或寒或热而结痛也，苁蓉滑润，滑以去着，所以主之。五脏藏阴者也，甘温润阴，故养五脏。阴者宗筋也，宗筋属肝，肝得血则强，苁蓉甘温益肝血，所以强阴。色黑入肾，补益精髓，精足则气充，故益精气。精气足则频御女，所以多子也。妇人癥瘕，皆由血成。苁蓉温滑而咸，咸以软坚，滑以去着，温以散结，所以主之也。久服，肝脾肾精充足，所以身轻也。

制方：

肉苁蓉同白胶、杜仲、地黄、当归、麦冬，治妇人不孕。

同人参、鹿茸、牡狗茎、白胶、杜仲、补骨脂，治阳痿，及老人阳衰，一切肾虚腰痛，兼令人有子。

同黄芪，治肾气虚。

同北味，丸，治水泛成痰。

同鹿茸、山药、白茯，丸，治肾虚白浊。

同沉香、芝麻，丸，治汗多便闭。

同山萸、北味，丸，治消中易饥。

专用二三两，白酒煎服，治老人便闭。

同山药、杞子、山萸、北味、黄芪、归身，治肾燥泄泻。

同白芍、甘草、黄芩、红曲，治痢。

地　黄

气寒，味甘，无毒。主伤中，逐血痹，填骨髓，长肌肉，作汤除寒热积聚，除痹，疗折跌绝筋。久服轻身不老，生者尤良。

地黄气寒，禀天冬寒之水气，入足少阴肾经；味甘无毒，得地中正之土味，入足太阴脾经。气味重浊，阴也。阴者中之守也，伤中者，守中真阴伤也，地黄甘寒，所以主之。痹者，血虚不运，而风寒湿凑之，所以麻木也，地黄味甘益脾，脾血润则运动不滞，气寒益肾，肾气充则开合如式，血和邪解而痹瘳[①]矣。肾主骨，气寒益肾，则水足而骨髓充。脾主肌肉，味甘润脾，则土滋而肌肉丰也。作汤除寒热积聚者，汤者荡也，或寒或热之积聚，汤能荡之也，盖味甘可以缓急，性滑可以去着也。其除痹者，血和则结者散，阴润则闭者通，皆补脾之功也。其疗折跌绝筋者，筋虽属肝，而养筋者脾血也，味甘益脾，脾血充足，则筋得养而自续也。久服气寒益肾，肾气充所以身轻；味甘益脾，脾血旺则华面，所以不老，且先后二天交接，元气与谷气俱纳也。

---

① 瘳（chōu 抽）：病愈。

制方：

地黄同大蓟、小蓟各半，捣取自然汁，和童便服，治血热吐衄症。

同麦冬，治产后烦闷。

同沙蒺藜、苁蓉、鹿茸、山萸、北味，治男子精寒。

同白茯、丹皮、泽泻、山药、山萸，名六味汤、丸，治一切阴虚症。

同人参、远志、麦冬、枣仁、柏仁、茯神、甘草，治心虚怔忡悸忘。

同黄芪、川连、黄柏、枣仁、五味、麦冬、圆肉、牡蛎，治盗汗不止。

同麦冬、五味、牛膝、杞子、车前、阿胶、天冬，治尿血。

同麦冬、五味、牛膝，治下部无力。

同砂仁，治胎动下血腰痛。

同生姜，治产后中风。

同醋炒黄芪，治肠风不止。

同肉桂、山药、山萸、丹皮、泽泻、白茯，名七味汤，丸，治命门火衰。

同人参、附子、山萸、白茯、丹皮、泽泻、山药，丸，名肾气丸，治命门虚寒。

天门冬

气平，味苦，无毒。主诸暴风湿偏痹，强骨髓，杀三虫[1]，去伏尸[2]，久服轻身益气，延年不饥。去心。

天门冬气平，禀天秋平之金气，入手太阴肺经；味苦无毒，得地寒凉之火味，入手少阴心经。气味俱降，阴也。其主暴风湿偏痹者，燥者濡之，热者清之，着者润之也。盖风本阳邪，风湿偏痹，发之以暴，暴病皆属于火也。骨属肾，肾属水，天冬气平益肺，肺金生水，故骨髓强也。三虫伏尸，皆湿热所化，味苦可以祛湿，气平可以清热，湿热下逐，三虫伏尸皆去也。久服益肺，肺清则气充，故益气，气足则身轻，气治则延年，气满则不饥也。

制方：

天冬同麦冬、五味煎膏，治消渴。

同生地、人参，滋养阴血。

同生地、麦冬，丸，煎逍遥散下，治妇人骨蒸。

同生地、麦冬、白芍、鳖甲、牛膝、杜仲、续断、童便，治吐血。

麦门冬

气平，味甘，无毒。主心腹结气，伤中伤饱，胃络脉

---

① 三虫：小儿三种常见的肠寄生虫病，即蛔虫病、姜片虫病、蛲虫病。

② 伏尸：其病隐伏在人五脏内，积年不除。未发之时，身体平调；若发动，则心腹刺痛，胀满喘急。

绝，羸瘦短气，久服轻身，不老不饥。去心。

麦冬气平，禀天秋平之金气，入手太阴肺经；味甘无毒，得地中和之土味，入足太阴脾经。气降味和，阴也。心腹者，肺脾之分，结气者，邪热之气结也，其主之者，麦冬甘平，平能清热，甘缓散结也。中者阴也，伤中者阴伤也，甘平益阴，故主伤中。脾为胃行津液者也，脾血不润，则不能为胃行津液，而伤饱之症生矣，味甘而润，滋养脾血，故主伤饱。脉者血之府，胃与脾合，胃络脉绝者，脾血不统，脉络不与胃相接也，甘润养阴，所以续脉。脾主肌肉，而禀气于胃，脾阴不润，则肌肉不长，而胃气上逆，肺亦能呼不能吸，而气短促矣。麦冬味甘益脾，故主羸瘦，气平益肺，故主短气也。久服肺气充，所以身轻；脾血润，所以不老不饥也。

制方：

麦冬同川连，治消渴饮水。

同甘草、粳米、大枣、竹叶，治劳气欲绝。

同乌梅，治下利口渴。

同人参、北味、杞子，治虚热病暑。

同沙参、北味，治心肺虚热。

萎　蕤

气平，味甘，无毒。主心腹结气，虚热湿毒，腰痛，茎中寒，及目痛眦烂泪出。

萎蕤气平，禀天秋降之金气，入手太阴肺经；味甘无毒，得地中和湿土之味，入足太阴脾经。气降味和，阴也。甘平之品，则能清能润，故亦主心腹结气也。其主虚热者，甘能补虚，平可清热也。湿毒腰痛，及茎中寒，目痛眦烂泪出，皆太阳膀胱之病也。膀胱之经，起于目内眦，其直者下项挟脊，抵腰中，入循膂[①]络。肾属膀胱，膀胱本寒水之经，膀胱有湿毒，则湿气走腰中而痛，走膀胱而茎中寒矣，于是膀胱湿[②]火上炎于经络，目痛内眦烂而泪自出也。其主之者，膀胱之开合，皆由气化，萎蕤气平益肺，肺气降则小便通，湿行火降，而诸症平矣。盖膀胱津液之府，肺乃津液之原，润其原，则膀胱之湿亦行也，所谓治病必求其本者如此。

制方：

萎蕤同黄芪，治老人大便闭。

同漆叶，治阴虚，兼令人有子。

牛　膝

气平，味苦酸，无毒。主寒湿痿痹，四肢拘挛，膝痛不可屈伸，逐血气，伤热火烂，堕胎，久服轻身耐老。

牛膝气平，禀天秋降之金气，入手太阴肺经；味苦酸无毒，得地木火之味，入足厥阴肝经、手厥阴心包络。气味俱降，阴也。肺热叶焦，发为痿痹，牛膝苦平清肺，肺

---

① 膂（lǚ旅）：脊梁骨。

② 湿：原作“民”，据文义改。

气清则通调水道，寒湿下逐，营卫行而痿痹愈矣。湿热不攘，则大筋软短，而四肢拘挛膝痛不可屈伸矣，牛膝苦酸，酸则舒筋，苦除湿热，所以主之也。逐血气者，苦平下泄，能逐气滞血凝也。伤热火烂者，热汤伤、火伤疮也，苦平清热，酸能收敛，则痛止而疮愈也。苦味伐生生之气，酸滑伤厥阴之血，所以堕胎。久服则血脉流通无滞，所以轻身而耐老也。

制方：

牛膝同生地，治下元虚。

专用五两酒煎，治女人阴痛。

同当归、生地，下死胎。

用三两，同鳖甲三钱，治疟在阴分久不愈；胃虚加人参一两，陈皮去白五钱。

同青蒿、生地、麦冬、杞子，治血虚发热。

续　断

气微温，味苦，无毒。主伤中，补不足，金疮痈疡，折跌，续筋骨，妇人乳难，久服益气力。酒炒用。

续断气微温，禀天春升之木气，入足厥阴肝经；味苦无毒，得地南方之火味，入手少阴心经。气升味降，阳也。肝藏血，心主血，血者营也，中之守也，血虚则中伤。续断气微温入肝，肝者阳中之少阳，以生气血者也，所以主伤中。补不足者，补肝经之不足也。金疮痈疡，皆伤血之症，气温益血，味苦清心，所以主之。折跌续筋骨者，气微温能活血，血活则断者续也。女人血不足则乳难，气温行血，血充乳自多也。肝者罢极之本，以生血气之脏也，气微温，达少阳之气，所以益气力也。

制方：

续断一味，治产后诸症。

同杜仲、枣肉，丸，治胎不安。

同北味、木瓜、炮姜、牛膝、丹皮、生地，治产后火升。

五味子

气温，味酸，无毒。主益气，咳逆上气，劳伤羸瘦，补不足，强阴，益男子精。

五味子气温，禀天春升之木气，入足少阳胆经；味酸无毒，得地东方之木味，入足厥阴肝经。气升味降，阴也。胆者，担也，生气之原也，肝者，敢也，以生气血之脏也，五味气温益胆，味酸益肝，所以益气。肝血虚则木枯火炎，乘所不胜，病咳逆上气矣，五味酸以收之，温以行之，味过于酸，则肝气以津而火不炎矣。肝气不足，则不胜作劳，劳则伤其真气，而肝病乘脾，脾主肌肉，故肌肉瘦削。五味酸以滋肝，气温治劳，所以主劳伤羸瘦也。肝胆者，东方生生之脏腑，万物荣发之经也，肝胆生发，则余脏从之宣化，五味益胆气而滋肝血，所以补不足也。阴者宗筋也，肝主筋，味酸益肝，肝旺故阴强也。酸温之品，收敛元阳，敛则阴生，精者阴气之英华也，所以益男子精也。

制方：

五味子同黄芪、麦冬、黄柏，治夏月困乏无力。

同炮姜炭，敛浮游之火归于下焦。

同干葛、扁豆，治酒疸[1]。

同苦茶、甘草，治久咳。

同白矾，末，猪肺蘸服，治痰嗽并喘。

专为末，治肝虚泄精，及阳事不起。

同生地、丹皮、山萸、山药、泽泻、茯苓，名都气汤，治水虚火炎。

同淫羊藿，丸，治阴虚阳痿，临房不举，易泄易软。

沙　参

气微寒，味苦，无毒。主血结惊气，除寒热，补中益肺气。

沙参气微寒，禀天初冬之水气，入足少阴肾经；味苦无毒，得地南方之火味，入手少阴心经。气味俱降，阴也。心主血而藏神，神不宁则血结而易惊矣，结者散之，惊者平之，沙参味苦能散，气寒能平也。心火禀炎上之性，火郁则寒，火发则热，苦寒之味能清心火，故除寒热。阴者所以守中者也，气寒益阴，所以补中。肺为金脏，其性畏火，沙参入心，苦寒清火，所以益肺气也。

① 酒疸：饮酒过度，湿热郁蒸，胆液外泄所致的黄疸病。

制方：

沙参一味，治肺热咳嗽。

为末，酒服方寸匕，治卒疝，少腹及阴中相引绞痛，自汗出欲死者。

用米饮下二钱，治白带。

芍　药

气平，味苦，无毒。主邪气腹痛，除血痹，破坚积、寒热疝瘕，止痛，利小便，益气。赤者破血。

芍药气平，禀天秋收之金气，入手太阴肺经；味苦无毒，得地南方之火味，入手少阴心经。气味俱降，阴也。腹者足太阴经行之地，邪气者，肝木之邪气乘脾土作痛也，芍药入肺，气平伐肝，所以主之。血痹者，血涩不行而麻木也，芍药入心，苦以散结，故主之也。坚积，坚硬之积也；疝者，小腹下痛，肝病也；瘕者，假物而成之积也；寒热疝瘕者，其原或因寒或因热也；芍药能破之者，味苦散结，气平伐肝也。诸痛皆属心火，味苦清心，所以止痛。膀胱津液之出，皆由肺气，苦平清肺，肺气下行，故利小便。肺主气，壮火则食气，芍药气平益肺，肺清故益气也。赤者入心与小肠，心主血，小肠主变化，所以行而不留，主破血也。

制方：

芍药醋炒则入肝。

同白术，补脾。

同川芎，泻肝。

同人参，补气。

同归身，补血。

同甘草，止痛。

同黄连，止泻。

同姜枣，温经散湿。

同甘草，夏加黄芩，冬加桂枝，治腹中虚痛。

同甘草，治消渴引饮。

同犀角，治衄血咯血。

同香附、熟艾，治经水不止。

同香附末，盐汤调服，治血崩带下。

同川连、滑石、甘草、升麻、人参、莲心、扁豆、红曲、干葛，治痢。

同荆芥、防风、生地、黄芪、甘草，治肠风。

同归身、生地、牛膝、炮姜、续断、麦冬、五味，治产后虚热。

同黄芪、防风，治表虚自汗。

同陈皮、藿香、木瓜、甘草，治中恶腹痛。

同白术、白茯、猪苓、陈皮，治脾湿腹痛。

当　归

气温，味苦，无毒。主咳逆上气，温疟寒热洗洗[1]在

---

① 洗洗：寒栗貌。

皮肤中，妇人漏下绝子，诸恶疮疡金疮。煮汁饮之。

当归气温，禀天春升之木气，入足厥阴肝经；味苦无毒，得地南方之火味，入手少阴心经。气升味厚，阳也。其主咳逆上气者，心主血，肝藏血，血枯则肝木挟心火上刑肺金，而咳逆上气也。当归入肝养血，入心清火，所以主之也。肝为风，心为火，风火为阳，但热不寒者为温疟。风火乘肺，肺主皮毛，寒热洗洗在皮毛中，肺受风火之邪，不能固皮毛也。当归入心入肝，肝血足则风定，心血足则火息，而皮毛中寒热自愈也。妇人以血为主，漏下绝子，血枯故也，当归补血，所以主之。诸恶疮疡，皆属心火，心血足则心火息。金疮失血之症，味苦清心，气温养血，所以皆主之。用煮汁饮者，取汤液之功近而速也。

制方：

当归同黄芪，名补血汤，治血虚发热象白虎症。

同川芎，名佛手散，治失血眩晕。

本味酒煮，治血虚头痛。

同知母，治衄血不止。

同牛膝、甘草梢，治小便血。

为末酒服，治心下刺痛。

酒浸，治臂痛。

用一两水煎露服，治温疟。

用二两，吴萸一两同炒，去萸为末，蜜丸，治久痢；

同白芷，治大便不通。

同生地，治妇人血虚。

同川芎、砂仁，治胎动及胎死腹中。

同炮姜，治产后血胀。

同白蜜，治产后腹痛。

同黄芪、白芍，治产后自汗。

同白术，治面黄色枯。

同白芍、川芎等分，香附加三倍，丸，名调经丸，治经水不调。

同麦冬、甘草，治热病郑语神昏。

同苁蓉、山药、小麦，治肾燥泄泻。

同桂枝、白术、甘菊、牛膝，治痹。

同牛膝、鳖甲、陈皮、生姜，治疟在阴分久不止。

同枣仁、远志、茯神、人参，治心虚不眠。

同人参、川芎，治产难倒生。

同白胶、地黄、白芍、续断、杜仲，治女人血闭无子。

同地榆、金银花、红曲、滑石，治利下纯血。

紫　菀

气温，味苦，无毒。主咳逆上气，胸中寒热结气，去蛊毒，痿躄，安五脏。蜜蒸。

紫菀气温，禀天春升之木气，入手厥阴心包络经；味苦无毒。得地南方之火味，入手少阴心经。气升味降，阴也。心为君火，火刑肺金则咳逆上气矣，紫菀入心，味苦清火，所以主之也。心包络手厥阴脉，起于胸中，手厥阴之筋，其支者入腋散胸中，厥阴主散寒热结气者，厥阴有或寒或热之气结也，结而不散，厥阴病矣。紫菀气温可以散寒，味苦可以散热也。蛊毒者，湿热之毒，化虫成蛊也，味苦无毒，泄而杀虫，所以主之也。痿躄者，肺受湿热熏蒸，不能行清肃之令，心气热下脉厥而上，上实下虚，枢折挈胫纵不任地，而生痿躄也，味苦入心，清热降气，故主痿躄也。心为君主，十二官之宰，五脏之主也，味苦益心，心安则五脏皆安也。

制方：

紫菀五钱，煎，治肺伤咳嗽。

紫菀、款冬各一两，百部五钱，末，姜、乌梅煎汤，调服三钱，治久咳嗽。

同杏仁等分，蜜丸，五味汤化服，治小儿咳嗽。

同五味，丸，含化，治吐血痰咳。

为末，水服三撮，治女人卒不小便及小便血。

知　母

气寒，味苦，无毒。主消渴热中，除邪气，肢体浮肿，下水，补不足，益气。去毛盐水炒。

知母气寒，禀天冬寒之水气，入足少阴肾经；味苦无毒，得地南方之火味，入手少阴心经。气味俱降，阴也。肾属水，心属火，水不制火，火烁津液，则病消渴。火熏五内，则病热中，其主之者，苦清心火，寒滋肾水也。除邪气者，苦寒之味，能除燥火之邪气也。热胜则浮，火胜则肿，苦能清火，寒能退热，故主肢体浮肿也。肾者水脏，其性恶燥，燥则开合不利而水反蓄矣，知母寒滑，滑利关门而水自下也。补不足者，苦寒补寒水之不足也。益气者，苦寒益五脏之阴气也。

制方：

知母同麦冬、石膏、贝母、陈皮、鳖甲、青蒿、牛膝，治久疟烦渴。

同桂枝、白芍、甘草、饴糖，治脾虚胃热，多食而烦。

同牛膝、生地、白芍、甘草、桂枝、桑枝，治手足牵引，夜卧不安。

同白芍、花粉、甘草、桂枝，治柔痉，惊呼不安卧。

同黄柏、车前、木通、天冬、甘草，治强阳不痿。

秦　艽

气平，味苦，无毒。主寒热邪气，寒湿风痹，肢节痛，下水，利小便。便浸晒。

秦艽气平，禀天秋降之金气，入手太阴肺经；味苦无毒，得地南方之火味，入手少阴心经。气味俱降，阴也。

皮毛属肺，外感[1]之邪气从皮毛而入者，或寒或热，感则肺先受邪。秦艽入肺，味苦能泄，所以主之。风寒湿三者合而成痹，痹则血涩不行矣，味苦入心，心生血，苦能散结，血行痹自愈也。肢节痛，湿流关节而痛也，秦艽气平降肺。肺气行则水道通，水道通则湿下逐矣。其下水利小便者，皆通水道之功也。左文者良。

制方：

秦艽酒煎，治黄疸。

专一两，治小便难腹满。

同柴胡、甘草，治急劳烦热。

同干葛、茵陈、五味、川连、扁豆、木通、苡仁，治酒疸。

同苡仁、木瓜、五加皮、黄柏、苍术、牛膝，治下部湿热作痛及湿疮。

石　斛

气平，味甘，无毒。主伤中，除痹，下气，补五脏虚劳羸瘦，强阴益精，久服厚肠胃。酒浸晒。

石斛气平，禀天秋降之金气，入手太阴肺经；味甘无毒，得地中正之土味，入足太阴脾经；甘平为金土之气味，入足阳明胃、手阳明大肠经。气降味和，阴也。阴者中之守也，阴虚则伤中，甘平益阴，故主伤中。痹者闭

① 感：潘蔚本作“藏”。

也，血枯而涩，则麻木而痹，甘平益血，故又除痹。肺主气，肺热则气上，气平清肺，所以下气。五脏藏阴者也，阴虚则五脏俱虚，而不胜作劳，劳则愈伤其真气矣。五脏之阴，脾为之原，脾主肌肉，故五脏虚劳，则肌肉消瘦也，甘平益阴，所以主虚劳而生肌肉也。阴者宗筋也，太阴阳明之所合也，石斛味甘益脾胃，所以强阴。精者阴气之英华也，甘平滋阴，所以益精。肠者手阳明大肠也，胃者足阳明胃也，手足阳明属燥金，燥则肠胃薄矣。久服甘平清润，则阳明不燥，而肠胃厚矣。

制方：

石斛同麦冬、五味、人参、白芍、甘草、杞子、牛膝、杜仲，理伤中，补虚劳，强阴益精。

同麦冬、白茯、陈皮、甘草，治胃热四肢软弱。

专一味，夏月代茶，健足力。

延胡索

气温，味辛，无毒。主破血，妇人月经不调，腹中结块，崩中淋露，产后诸血症，血晕，暴血冲上，因损下血。煮酒或酒磨服。

延胡索气温，禀天春升之木气，入足厥阴肝经；味辛无毒，得地西方之金味，入手太阴肺经。气味俱升，阳也。辛能散结，温能行血[1]，肝藏血，故入肝而破血。肝

① 血：原作“逸”，据潘霨本改。

属木，木性条达，郁则肝血不藏，月经不调矣，辛温畅肝，所以调经。腹为阴，腹中结块，血结成块也，辛能散结，温能行血，所以主之。崩中，肝血不藏而下崩也，淋露下之淋沥不止也，辛温气味上升条达，肝气畅而肝血藏，崩淋自止也。产后诸血症，指恶露未尽之病而言也，辛温破血，所以主之。血晕，血闭而晕也，其主之者，藉其辛散之功也。暴血冲上，血挟邪气而上冲也，其主之者，辛温破血之力，然必佐他药以成功也。因损下血，血伤而下也，辛温活血，故佐酒则血归经也。

制方：

延胡索为末酒服，治胃脘痛及下利腹痛。

同归身、生地、牛膝、益母花、童便，治产后血晕。

同芎、归、芍、地、白胶、牛膝、香附，治女人经阻少腹痛。

同朴硝，治蓄血。

专为末，猪胰蘸服，治气块痛。

同当归、陈皮，丸，治经水不调腹痛。

同归身、桂心，末，治冷气腰痛。

细　辛

气温，味辛，无毒。主咳逆上气，头痛，脑动，百节拘挛，风湿痹痛，死肌，久服明目，利九窍，轻身长年。

细辛气温，禀天春升之木气，入足厥阴肝经；味辛无毒，得地西方之金味，入手太阴肺经。气味俱升，阳也。

肺属金而主皮毛，形寒饮冷则伤肺，肺伤则气不降，而咳逆上气之症生矣。细辛辛入肺，温能散寒，所以主之。风为阳邪而伤于上，风气入脑则头痛脑动。风性动也，其主之者，风气通肝，入肝辛散也。地之湿气，感则害人皮肉筋骨，百节拘挛，湿伤筋骨也。风湿痹痛，湿伤肉也。死肌，湿伤皮也。细辛辛温，散湿活血，则皮肉筋骨之邪散而愈也。久服辛温畅肝，肝开窍于目，五脏精液上奉，故目明；辛温开发，故利九窍；肝木条畅，以生气血，所以轻身长年也。

制方：

细辛同石膏，治阳明火热齿痛。

同芎、归、芍、丹皮、藁本、甘草、白薇，治女子子宫冷不孕。

同甘草，治伤寒少阴咽痛。

同五味、白芍、甘草、肉桂、炮姜、黄芪、苏梗，治咳逆上气，及筋骨疼痛。

同白芍、甘草、桂枝、木通、归身，治风湿痛。

专为末吹鼻，治卒倒不省人事。

小茴香

气温，味辛，无毒。主小儿气胀，霍乱呕逆，腹冷不下食，两肋痞满。

小茴气温，禀天春升之木气，入足厥阴肝经；味辛无毒，得地西方之金味，入手太阴肺经。气味俱升，阳也。

小儿皆肝气有余，肝滞则气胀。小茴辛温益肝，兼通三焦之真气，所以主胀也。肺为百脉之宗，司清浊之运化，肺寒则清浊乱于胸中，挥霍变乱而呕逆矣。小茴辛入肺，温散寒，故主霍乱呕逆也。腹属太阴脾经，冷则火不生土，不能化腐水谷，而食不下矣。小茴辛温益肺，肺亦太阴，芳香温暖而脾亦暖，食自下也。肋属厥阴肝经，痞满者，肝寒而气滞也，小茴辛可散痞，温可祛寒，所以主两肋痞满也

制方：

小茴同生地、北味、白芍、甘草、归身、山药，治膈症。

同山药、白芍、甘草、白茯、焦米，治食不下。

同磁石、白芍、木瓜，治气胀。

同荔枝核，治疝。

远　志

气温，味苦，无毒。主咳逆伤中，补不足，除邪气，利九窍，益智慧，耳目聪明不忘，强志，倍力，久服轻身不老。去心，甘草汤浸，晒干用。

远志气温，禀天春和之木气，入足厥阴肝经；味苦无毒，得地南方之火味，入手少阴心经；气温味苦，入手厥阴心包络。气升味降，阳也。中者脾胃也，伤中，脾胃阳气伤也，远志味苦下气，气温益阳，气下则咳逆除，阳益则伤中愈也。补不足者，温苦之品，能补心肝二经之阳

不足也。除邪气者，温苦之气味，能除心肝包络三经郁结之邪气也。气温益阳，阳主开发，故利九窍。九窍者，耳目鼻各二，口大小便各一也。味苦清心，心气光明，故益智慧。心为君主，神明出焉，天君明朗，则五官皆慧，故耳目聪明不忘也。心之所之谓之志，心灵所以志强，肝者敢也，远志畅肝，肝强故力倍。久服轻身不老者，心安则坎离交济，十二官皆安，阳平阴秘，血旺气充也。

制方：

远志同茯神、人参、生地、枣仁、丹砂，镇心定惊。

同木香、归身、枣仁、人参、白术、茯神、甘草、圆肉，名归脾汤，治脾虚健忘。

同人参、枣仁、柏仁、麦冬、五味、归身、茯神、茯苓、益智、生地、甘草、沉香，治心虚神不守舍。

专酒煎，治郁症痈疽。

菖　蒲

气温，味辛，无毒。主风寒湿痹，咳逆上气，开心孔，补五脏，通九窍，明耳目，出音声，主耳聋，痈疮，温肠胃，止小便利，久服轻身，不忘不迷惑，延年，益心智，高志，不老。蒸。

菖蒲气温，禀天春和之木气，入足厥阴肝经；味辛无毒，得地西方之金味，入手太阴肺经。气味俱升，阳也。风寒湿三者合而成痹，痹则气血俱闭，菖蒲入肝，肝藏血入肺，肺主气，气温能行，味辛能润，所以主之也。辛润肺，肺润则气降，而咳逆上气自平。辛温为阳，阳主开发，故开心窍。辛润肺，肺主气，温和肝，肝藏血，血气和调，五脏俱补矣。通九窍者，辛温开发也。辛温为阳，阳气出上窍，故明耳目。肺主音声，味辛润肺，故出音声。主耳聋，即明耳目之功也。治痈疮者，辛能散结也。肠胃属手足阳明经，辛温为阳，阳充则肠胃温也。膀胱寒，则小便不禁，菖蒲辛温温肺，肺乃膀胱之上源，故止小便利也。久服轻身，肝条畅也；不忘不迷惑，阳气充而神明也；延年，阳盛则多寿也；益心智高志，辛温为阳，阳主高明也；不老，温能活血，血充面华也。

制方：

菖蒲同熟地、黄柏，丸，治肾虚耳聋。

同白术、苍术、木瓜、苡仁、石斛、萆薢、黄柏，治湿痿及湿疮。

同人参、麦冬、枣仁、茯神、远志、生地，治心虚气郁。

专为水，搽湿疮。

肉豆蔻

气温，味辛，无毒。主温中，消食，止泄，治积冷心腹胀痛，霍乱，中恶[1]鬼气，冷疰[2]，呕沫冷气，小儿乳霍。面包煨。

肉蔻气温，禀天春和之木气，入足厥阴肝经；味辛无毒，得地西方燥金之味，入足阳明燥金胃经、手阳明大肠经。气味俱升，阳也。胃者中州也，辛温温胃，所以温中。胃温则食易化，故主消食。大肠寒则骛溏[3]，辛温温肠，所以止泄。日积月累，积冷于肠，冬日重感于寒，则大肠病胀，胃亦妨于食而胃胀，胀则腹满而心胃痛矣。肉蔻温肠胃，胃阳充而胀平也。霍乱，胃有湿热也，辛温燥胃，霍乱自止。胃者阳气之原也，胃阳衰则阴邪乘之，而患中恶冷疰矣，肉蔻温胃，胃阳充则阴邪消，而中恶冷疰愈也。肝寒而阴气上升，则呕沫而冷气出矣，肉蔻温肝，肝平呕逆定也。小儿乳霍，胃寒不纳也，辛温散寒，所以亦主之也。

制方：

肉蔻同人参、补骨、吴萸、五味、砂仁，治冷泄。

同砂仁、陈皮、人参、红曲、楂肉、藿香、麦芽，治泄消食。

同木香、枣肉，丸，治久泻。

---

① 中恶：由于冒犯不正之气所引起。其症状或为错言妄语，牙紧口噤；或为头旋晕倒，昏迷不醒。

② 冷疰：十疰之一。疰，有灌注、久住之意，多指具有传染性且病程长的慢性病。

③ 骛溏：指大便水粪相杂，青黑如鸭粪者。

同川附，米糊丸，治寒泄。

附　子

气温大热，味辛，有大毒。主风寒咳逆邪气，寒湿痿躄拘挛，膝痛不能行步，破癥坚，积聚，血瘕，金疮。便浸，水煮，去皮脐用。

附子气温大热，温则禀天春和之木气，入足厥阴肝经；大热则禀天纯阳炎烈之火气，入足少阴肾经，补助真阳；味辛而有大毒，得地西方燥酷之金味，入手太阴肺经。气味俱厚，阳也。其主风寒咳逆邪气者，肺受风寒之邪气，则金失下降之性，邪壅于肺，咳而气逆也。附子入肺，辛热可解风寒也。寒湿之气，地气也，感则害人皮肉筋骨，而大筋软短，小筋舒长，拘挛痿躄之症成焉。附子入肝，肝主筋，辛可散湿，热可祛寒，寒湿散，而拘挛痿躄之症愈矣。膝痛不能行步者，肝肾阳虚，而湿流关节也，温热益阳，辛毒行湿，所以主之。癥坚积聚血瘕者，凡物阳则轻松，阴则坚实，坚者皆寒凝而血滞之症也，附子热可软坚，辛可散结，温可行滞也。金疮寒则不合，附子温肺，肺主皮毛，皮毛暖，则疮口合也。

制方：

附子佐人参、肉桂、五味，补肾真阳。

佐白术，除寒湿。

同人参、白芍、甘草、砂仁、陈皮，治慢惊。

同白术、肉桂、牛膝、木瓜、青皮，治寒疝。

同人参、陈皮，治久病呕哕。

同人参、白芍、甘草、桂枝、北味，治伤寒误汗下，真阳虚脱症。

补骨脂

气大温，味辛，无毒。主五劳七伤，风虚冷，骨髓伤败，肾冷精流及妇人血气堕胎。盐水炒。

补骨脂气大温，禀天阳明之火气，入足阳明胃经；味辛无毒，得地西方之金味，入手太阴肺经；色黑而形如肾，入足少阴肾经。气味俱升，阳也。其主五劳七伤者，五脏之劳，食、忧、饮、房室、饥、劳经络、营卫七者之伤，莫不伤损先天后天真气而成也。补骨入肾，补真阳以生土，先天与后天相接，腐水谷而化精微，则劳者可温，而伤者可益矣。风虚冷者，邪风乘虚而入，以致患冷也，其主之者，辛温可以散风祛冷也。肾主骨，骨髓伤败，肾虚寒也，肾既虚寒，则气不足摄精，精自流矣。补骨温益阳气，辛能润髓，所以主之。妇人血气，妇人血冷气寒也，补骨温肺，肺主气，而为津液之化源，所以治血冷气寒也。胎者大气举之也，补骨辛温，温能活血，辛能散气，气血活散，所以堕胎也。

制方：

补骨脂四两，菟丝子四两，核桃肉一两，沉香、乳香、没药各二钱半，丸，治下元虚败。

同黑芝麻，丸，治五劳七伤。

同杜仲、核桃肉，名青娥丸，治腰痛。

同白茯、没药、酒，丸，名返精丸，治心肾不交。

同青盐末，治精气不固。

同小茴香、酒丸，治小便无度。

同韭子末，治玉茎不痿。

同肉蔻，丸，名二神丸，治虚泄。

同粟壳，治久痢不止。

益智子

气温，味辛，无毒。主遗精虚漏，小便余沥，益气安神，补不足，利三焦，调诸气，夜多小便者，取二十四枚，碎，入盐同煎服，有奇验。盐水炒。

益智气温，禀天春和之木气，入足厥阴肝经；味辛无毒，得地西方之金味，入手太阴肺经。气味俱升，阳也。其主遗精虚漏者，气温益肝，肝气固，则不遗泄也。其主小便余沥者，味辛益肺，肺主气，气能收摄，膀胱禀气化而行，所以膀胱亦固也。辛益肺，肺主气，所以益气。气足则神安，故又安神。补不足者，辛温之品，补肝肺阳气之不足也。三焦者，相火之腑，辛温益阳，故利三焦。肺主气，味辛润肺，所以调诸气。小便气化乃出，益智固气，所以小便多者，煎服有效。

制方：

益智同乌药、山药，丸，名缩泉丸，治小便频数。

同白茯、白术，末，治赤白浊。

同远智、茯神、甘草，丸，治赤浊。

同人参、白茯、半夏、陈皮、车前，治湿[1]痰上泛。

同藿香、苏子、陈皮、木瓜、枇杷叶，治气上逆。

同五味、山萸、人参，治淋沥。

同人参、炮姜、陈皮、藿香，治胃寒呕吐。

木　香

气温，味辛，无毒。主邪气、辟毒疫温鬼，强志，主淋露，久服不梦寤魇寐。

木香气温，禀天春和之木气，入足厥阴肝经；味辛无毒而香燥，得地燥金之正味，入足阳明胃经。气味俱升，阳也。辛温益胃，胃阳所至，阴邪恶毒鬼气皆消，所以主邪气毒疫温鬼也。辛温之品，能益阳明，阳明之气，能强志气。淋露者，小便淋沥不止。膀胱气化，津液乃出，淋露不止，阳气虚下陷也。阳者胃脘之阳也，辛温益胃，胃阳充而淋露止也。久服则阳胜，阳不归于阴，故不梦寤；阳气清明，阴气伏藏，故不魇寐也。

制方：

木香同延胡索，治女人血气刺心，痛不可忍。

同牵牛、雷丸、槟榔，治虫积。

佐川连、白芍，治利。

同陈皮、砂仁、白蔻、苏叶，治气不通顺。

---

① 湿：原作“温”，据卫生堂本改。

半　夏

气平，味辛，有毒。主伤寒寒热心下坚，胸胀咳逆，头眩，咽喉肿痛，肠鸣下气，止汗。汤浸，去涎净，姜汁拌焙。

半夏气平，禀天秋燥之金气，入手太阴肺经；味辛有毒，得地西方酷烈之金味，入足阳明胃经、手阳明大肠经。气平味升，阳也。主伤寒寒热心下坚者，心下脾肺之区，太阴经行之地也，病伤寒寒热而心下坚硬，湿痰在太阴也。半夏辛平，消痰去湿，所以主之。胸者肺之部也，胀者气逆也；半夏辛平，辛则能开，平则能降，所以主之也。咳逆头眩者，痰在肺，则气不下降，气逆而头晕眩也。东垣曰：太阴头痛，必有痰也。半夏辛平消痰，所以主之。咽喉太阴经行之地，火结则肿痛，其主之者，辛能散结，平能下气，气下则火降也。肠鸣者，大肠受湿，则肠中切痛，而鸣濯濯也。辛平燥湿，故主肠鸣。下气者，半夏入肺，肺平则气下也。阳明之气本下行，上逆则汗自出矣，平能降气，所以止汗也。

制方：

半夏同黄连、瓜蒌实，名小陷胸汤，治心下坚。

同甘草、防风、生姜，治痰厥中风。

同神曲、南星、白术、枳实、姜汁，治风痰湿痰。

同甘草，治风痰喘急。

同黄芩、姜汁，治上焦热痰。

同白芍、甘草、黄芩，治身热吐泻。

同瓜仁，治肺热咳。

同陈皮，治痰饮。

同白茯，治水饮。

同人参，治反胃。

同白茯、甘草，丸，名消暑丸，治伏暑。

同人参、白术、白茯、甘草、陈皮，名六君子汤，治脾湿生痰，不思饮食。

卷　二

草部下

白豆蔻

气大温，味辛，无毒。主积冷气，止吐逆反胃，消谷下气。

白蔻气大温，禀天木火之气，入足厥阴肝经、手少阳相火三焦经；味辛无毒，得地西方燥金之味，入手太阴肺经、足阳明胃经。气味俱升，阳也。肺主气积冷气，肺寒也，气温温肺，味辛散积，所以主之。食入反出，胃无火也，辛温暖胃，故止吐逆反胃。胃中寒则不能化水谷，肺寒则不能行金下降之令。白蔻辛温，所以胃暖则消谷，肺暖而下气也。

制方：

白蔻同丁香、砂仁、陈米、黄土、姜汁，丸，名太仓丸，治反胃。

同人参、生姜、陈皮、藿香，治胃寒呕吐。

同半夏、陈皮、生姜、白术、白茯，治寒痰作吐。

同藿香、陈皮、木香，治上焦滞气。

同人参、白术、陈皮、生姜，治秋疟胃虚不食。

同扁豆、五味、橘红、木瓜，治中酒呕吐。

白蒺藜

气温，味苦，无毒。主恶血，破癥结积聚，喉痹，乳难，久服长肌肉，明目轻身。炒去刺。

白蒺藜气温，禀天春和之木气，入足厥阴肝经；味苦无毒，得地南方之火味，入手少阴心经。气升味降，秉火气而生阳也。主恶血者，心主血，肝藏血，温能行，苦能泄也。癥者有形可征也，有形之积聚，皆成于血，白蒺藜能破之者，以入心肝而有苦温气味也。痹者闭也，喉痹，火结于喉而闭塞不通也，温能散火，苦可去结，故主喉痹。乳难，乳汁不通也，乳房属肝，气温达肝，其乳自通。白蒺藜一名旱草，秉火气而生，形如火而有刺。久服心火独明，火能生土，则饮食倍而肌肉长；肝木条畅，肝开窍于目，故目明；木火通明，元阳舒畅，所以身轻也。

制方：

白蒺藜同归身，治月经不通。

同杞子、菟丝子，治肝虚。

同五味、淫羊藿、杞子、海螵蛸，治肝虚阳痿。

专为末服，治一切郁症，明二三十年之目疾。

缩砂仁

气温，味辛涩，无毒。主虚劳冷泻，宿食不消，赤白泄痢，腹中虚痛下气。姜汁炒。

砂仁气温，禀天春和之木气，入足厥阴肝经；味辛涩无毒，得地西方燥金之味，入手太阴肺经、足阳明胃经、手阳明大肠经。气味俱升，阳也。主虚劳冷泻者，阳虚而作劳，则真气愈耗，所以土冷而泄泻也。砂仁气温益气，味涩可以止泄也。辛温温胃，胃暖则宿食自消。赤白泻利，肠寒积滞也，辛温散寒，味涩止泄也。腹中虚痛，腹中阳气虚而寒痛也，温以益阳，辛以散寒，所以止之。肺主气，下气者，辛能益肺，肺平气自下也。

制方：

砂仁同人参、陈皮、藿香、白茯、白芍、炙草，治吐泻不食。

同藿香、橘红、木瓜，治霍乱转筋。

同川附、炮姜、厚朴、陈皮，饭丸，治冷利。

连壳炒黑，末，热酒下二钱，安胎止痛。

用两许炒为末，入盐三钱，汤泡冷服，治干霍乱。

姜　黄

气大寒，味辛苦，无毒。主心腹结积，疰忤下气，破血，除风热，消痈肿，功力烈于郁金。

姜黄气大寒，禀天冬寒之水气，入足少阴肾经、足太阳寒水膀胱经；味辛苦无毒，得地金火之二味，入手太阴肺经、手少阴心经。气味俱降，阴也。心腹、心肺之分也，心主血，肺主气，结积者，气血凝结之积也，其主之者，辛能散气，苦能破血也。疰忤者，湿热内疰，性与物忤也，其主之者，苦寒清湿热也。下气者，苦寒降气也。

破血者，辛苦行血也。除风热者，风热为阳邪，外感太阳经，气寒清热，味辛散风也。苦寒而辛散，故又主痈肿，功力烈于郁金者，气较郁金更寒也。

制方：

姜黄同肉桂、枳壳，治左胁痛。

同当归、生地、牛膝、延胡索、肉桂，治积血痛。

同肉桂末，治中寒心痛。

郁　金

气寒，味辛苦，无毒。主血积，下气，生肌止血，破恶血，血淋尿血，金疮。

郁金气寒，禀天冬令之水气，入足少阴肾经、手太阳寒水小肠经；味辛苦无毒，得地金火之二味，入手太阴肺经、手少阴心经。气味降多于升，阴也。心主血，肺主气，味苦破血，气寒降气，所以主血积下气也。疮口热则腐烂血流，苦寒之品，为末治外，能生肌止血也。破恶血者，即味苦破血积之功。其主血淋尿血者，则入小肠苦寒清血之力也，以其生肌止血，所以又主金疮。

制方：

郁金同韭菜、降香、归身、生地、童便，治吐血衄血。

同牛黄，治阳毒失血。

款冬花

气温，味辛，无毒。主咳逆上气，善喘，喉痹，诸惊痫，寒热邪气。

款冬气温，禀天春和之木气，入足厥阴肝经；味辛无毒，得地西方润泽之金味，入手太阴肺经。气味俱升，阳也。肺金主气，气逆则火乘金，而咳逆上气气喘矣。其主之者，味辛润肺，气温宣通，则肺金下降之令行而诸症平也。喉痹者，火结于喉而闭塞也，喉亦属肺，款冬辛温通肺，故并主喉痹也。诸惊痫寒热邪气者，惊有虚实之别，痫有五脏之分，其类不一，所以邪气亦有寒热之殊也。其主之者，以其邪虽有寒热之殊，然皆厥阴肝木气逆火炎之症。款冬辛温，温能达肝，辛能降气，气降火平，邪气退矣。

制方：

款冬同麻黄、杏仁、桑皮、甘草，治寒郁气喘。

同百合煎膏，名百花膏，治痰咳有血。

旋覆花

气温，味咸，有小毒。主结气，胁下满，惊悸，除水，去五脏间寒热，补中下气。

旋覆气温，禀天春和之木气，入足厥阴肝经；味咸有小毒，得地北方阴惨之水味，入足少阴肾经。气味降多于升，阴也。温能散结，咸能软坚，故主结气胁下满也。水气乘心则惊悸，咸温下水，所以并主[1]惊悸也。去五脏间

① 主：潘霨本作“除”。

寒热者，五脏藏阴者也，痰蓄五脏，则阴不藏而寒热矣。咸温可以消痰，所以去寒热也。补中者，中为脾胃，水行痰消，则中宫脾胃受[1]补也。下气者，咸性润下也。因有小毒，所以服之必烦也。

制方：

旋覆同人参、半夏、代赭石、甘草、生姜、大枣，治伤寒汗下后，心下痞坚，噫气不除。

藿　香

气微温，味辛甘，无毒。主风水毒肿，去恶气，止霍乱，心腹痛。

藿香气微温，禀天初春之木气，入足少阳胆经、足厥阴肝经，味辛甘无毒，得地金土之二味，入手太阴肺经、足太阴脾经。气味俱升，阳也。风水毒肿者，感风邪湿毒而肿也。其主之者，风气通肝，温可散风，湿毒归脾，甘可解毒也。恶气，邪恶之气也，肺主气，辛可散邪，所以主之。霍乱，脾气不治挥霍扰乱也。芳香而甘，能理脾气，故主之也。心腹亦脾肺之分，气乱于中则痛，辛甘而温，则通调脾肺，所以主之也。

制方：

藿香同香附末，升降诸气。

---

① 受：潘霨本作“俱”。

同陈皮，治霍乱。

同滑石、丁香，治夏月吐泻。

同香附、甘草，治胎气不安。

同白茯、半夏，治风水毒肿。

前胡

气微寒，味苦，无毒。主痰满，胸胁中痞，心腹结气，风头痛，去痰下气，治伤寒寒热，推陈致新，明目益精。

前胡气微寒，禀天初冬寒水之气，入足太阳膀胱经；味苦无毒，得地南方之火味，入手少阴心经。气味俱降，阴也。胸者肺之部也，心火刑肺，则肺之津液不下行，郁于胸中而成痰矣，前胡味苦清心火，所以主痰满胸也。人身之气，左升右降，心火乘肺，肺不能降，则升亦不升而胁中痞矣。前胡味苦气寒，清心降气，肺气降，则升者亦升，而痞愈矣。心腹结气，邪热之气结于心腹也。寒能下气，苦能散结，所以主之。风头痛，伤风而头痛也，风为阳邪，苦寒抑阳，故止头痛。去痰下气，清心宁肺之功也。伤寒寒热，乃阳盛阴虚之风热症也，苦寒清热，所以治之。苦寒之味，行秋冬肃杀之令，所以推陈致新，盖陈者去而新者方来也。味苦清火，所以明[1]目。气寒助阴，所以益精也。

---

① 明：原脱，据王从龙本补。

制方：

前胡同杏仁、甘草、桑皮、桔梗，治热喘下气。

同花粉、归身、甘草、黄芩，治伤寒寒热。

同甘菊、丹皮，治风热目疼。

羌　活

气平，味苦甘，无毒。主风寒所击，金疮止痛，奔豚痫痓，女子疝瘕，久服轻身耐老。一名独活。

羌活气平，禀天秋燥之金气，入手太阴肺经；味苦甘无毒，得地南方中央火土之味，入手少阴心经、足太阴脾经。气味降多于升，阴也。其主风寒所击金疮止痛者，金疮为风寒所击，则血气壅而不行，其痛更甚矣。羌活苦能泄，甘能和，入肺解风寒，所以风血行而痛止也。奔豚者，肾水之邪，如豚奔突而犯心也，苦可燥湿，甘可伐肾，所以主之。痫者风症也，痓者湿流关节之症也。羌活气平，可以治风，味苦可以燥湿，故止痫痓也。女子疝瘕，多经行后血假风湿而成。羌活平风燥湿，兼之气雄，可以散血也。久服则脾湿散，所以轻身；心血和，所以耐老；皆味甘苦之功也。

制方：

羌活同麦冬、前胡、黄芩、甘草，治太阳疫症。

同白术、苍术、秦艽、生地、苡仁、木瓜、石斛、黄柏，治下部湿热。

同生地、赤芍、甘草、丹皮、石膏，治风热牙疼。

升 麻

气平微寒，味苦甘，无毒。主解百毒，杀百精老物殃鬼，辟瘟疫瘴气邪气，蛊毒入口皆吐出，中恶腹痛，时气毒疠，头痛寒热，风肿诸毒，喉痛口疮，久服不夭，轻身长年。

升麻气平微寒，禀天秋平冬寒金水之气，入手太阴肺经、足太阳膀胱经、手太阳小肠经；味苦甘无毒，得地南方中央火土之味，入手少阴心经；味苦则燥，入足阳明胃经，气味轻清，阳也。其解百毒者，气平而寒，味甘而苦，能清能和，所以解毒也。其杀百精老物殃鬼者，升麻禀平寒之气，则得清阳通达之性，能破幽暗，制精鬼也。瘟疫瘴气邪气，皆天地郁塞熏蒸之气也，平寒能清，苦能泄，甘能和，所以能辟之也。蛊毒阴恶败坏之毒，甘苦之味，能和能解，故药入口，蛊即吐出也。其主中恶腹痛者，甘能解毒，苦能泄邪也。其主时气毒疠头痛者，甘平和毒，苦寒清热，平苦又燥湿也。其主寒热风肿诸毒者，平甘以和之，寒苦以清之，入膀胱能散寒热风肿也。喉痛口疮，火郁于上也，其主之者，苦寒之味，火郁发之也。久服不夭，轻身长年者，升麻为阴中之阳，能升阳气于至阴之下，阴精所奉，其人寿也，盖必佐补药，方可久服耳。

制方：

升麻同葱白，散阳明风邪。

同石膏，止阳明齿痛。

同葛根、白芍、甘草，名升麻葛根汤，治阳明之热邪及瘢疹。

同人参、莲子，治噤口痢。

同石膏、知母、麦冬、竹叶，治阳明经风热。

同川连、红曲、滑石、白芍、甘草，治痢。

川　芎

气温，味辛，无毒。主中风入脑头痛，寒痹筋挛，缓急金疮，妇人血闭无子。

川芎气温，禀天春和之木气，入足厥阴肝经；味辛无毒，得地西方之金味，入手太阴肺经。气味俱升，阳也。风为阳邪而伤于上，风气通肝，肝经与督脉会于巅顶，所以中风，风邪入脑头痛也。其主之者，辛温能散也。寒伤血，血涩则麻木而痹，血不养筋，筋急而挛，肝藏血而主筋，川芎入肝而辛温，则血活而筋舒，痹者愈而挛者痊也。缓急金疮，金疮失血，则筋时缓时急也，川芎味辛则润，润可治急，气温则缓，缓可治缓也。妇人禀地道而生，以血为主，血闭不通则不生育，川芎入肝，肝乃藏血之脏，生发之经，气温血活，自然生生不已也。

制方：

川芎同白芍、归身、生地，名四物汤，治血虚。

同甘菊、归身、生地、白芍、甘草，治血虚头痛。

同归身、桂心、牛膝，治子死腹中。

同续断、生地、白胶、杜仲、山萸、北味、人参、黄芪、枣仁，治血崩不止。

防　风

气温，味甘，无毒。主大风头眩痛，恶风风邪，目盲无所见，风行周身，骨节疼痛，久服轻身。

防风气温，禀天春和风木之气，入足厥阴肝经；味甘无毒，得地中正之土味，入足太阴脾经。气味俱升，阳也。肝为风木，其经与督脉会于巅顶，大风之邪入肝，则行于阳位，故头眩痛。其主之者，温以散之也。伤风则恶风，恶风风邪，在表之风也。肝开窍于目，目盲无所见，在肝经之风也。风行周身，在经络之风也。骨节疼痛，风在关节而兼湿也，盖有湿则阳气滞而痛也。皆主之者，风气通肝，防风入肝，甘温发散也。脾主肌肉，湿则身重矣。久服轻身者，风剂散湿，且引清阳上达也。

制方：

防风同白芍、黄芪，治表虚自汗。

同荆芥、白芷、生地、地榆、黄芪，治破伤风。

葛　根

气平，味甘辛，无毒。主消渴，身大热，呕吐，诸痹，起阴气，解诸毒。

葛谷　气平，味甘，无毒。主下痢十岁以上。

葛根气平，禀天秋平之金气，入手太阴肺经；味甘辛无毒，得地金土之味，入足阳明经燥金胃。气味轻清，阳也。其主消渴者，葛根辛甘，升腾胃气，气上则津液生也。其主身大热者，葛根气平，平为秋气，秋气能解大热也。脾有湿热，则壅而呕吐，葛根辛甘，升发胃阳，胃阳鼓动，则湿热下行而呕吐止矣。诸痹皆起于气血不流通，葛根辛甘和散，气血活，诸痹自愈也。阴者从阳者也，人生阴气，脾为之原，脾与胃合，辛甘入胃，鼓动胃阳，阳健则脾阴亦起也。甘者土之冲味，平者金之和气，所以解诸毒也。

葛谷气平，味甘。入足阳明胃、手阳明大肠，阴中阳也。阴中之阳为少阳，清轻上达，能引胃气上升，所以主下痢十岁以上，阳陷之症也。

制方：

葛根同香薷、生地，煎服，可以预防热病。

同白芍、甘草、山药、白茯、焦米，治痢血不止。

葛根一味，治中毒。

麻　黄

气温，味苦，无毒。主中风伤寒头痛，温疟发表出汗，去邪热气，止咳逆上气，除寒热，破癥坚积聚。去节，水煮去沫用。

麻黄气温，禀天春和之木气，入足厥阴肝经；味苦无毒，得地南方之火味，入手少阴心经。气味轻升，阳也。心主汗，肝主疏泄，入肝入心，故为发汗之上药也。伤寒有五，中风伤寒者，风伤卫，寒伤营，营卫俱伤之伤寒也，麻黄温以散之，当汗出而解也。温疟，但热不寒之疟也，温疟而头痛，则阳邪在上，必发表出汗，乃可去温疟邪热之气，所以亦可主以麻黄也。肺主皮毛，皮毛受寒，则肺伤而咳逆上气之症生矣。麻黄温以散皮毛之寒，则咳逆上气自平。寒邪郁于身表，身表者太阳经行之地，则太阳亦病而发热恶寒矣，麻黄温以散寒，寒去而寒热除矣。癥坚积聚者，寒气凝血而成之积也。寒为阴，阴性坚，麻黄苦入心，心主血，温散寒，寒散血活，积聚自破矣。

根节　气平，味甘，无毒。入足太阴脾经、手太阴肺经，所以止汗也。

制方：

麻黄同桂心，治风痹冷痛。

同桂枝、甘草、杏仁、生姜、大枣，治寒伤营症。

同白芍、甘草、炮姜、细辛、苏梗、北味，治肺寒而喘。

麻黄根同黄芪、牡蛎，末，小麦汤下，治自汗。

白　芷

气温，味辛，无毒。主女人漏下赤白，血闭，阴肿寒热，头风侵目泪出，长肌肉，润泽颜色，可作面脂。

白芷气温，禀天春和之木气，入足厥阴肝经；味辛无毒而芳香，得西方燥金之味，入足阳明胃经、手阳明大肠经。气味俱升，阳也。其主女人漏下赤白者，盖肝主风，脾主湿，风湿下陷，则为赤白带下，白芷入肝散风，芳香燥湿，故主之也。肝藏血，血寒则闭，气温散寒，故治血闭。阴者男子玉茎，女人牝户[1]也，属厥阴肝，肿而寒热，肝经风湿也，湿胜故肿也，白芷入肝，辛可散风，温可行湿，所以主之也。肝经会督脉于巅顶，风气通肝，肝开窍于目，头风侵目泪出，肝有风而疏泄也，其主之者，以辛温可散风也。胃主肌肤而经行于面，辛温益胃，故长肌肤。芳香辛润，故泽颜色也。可作面脂，乃润泽颜色之馀事也。

制方：

白芷同黄芪、甘草、生地、麦冬、五味，能长肉。

同辛夷、细辛，治鼻症。

同甘草、生姜、豆豉、大枣，名神白散，治一切伤寒。

同贝母酒煎，治乳痈初起。

同白芍、甘草、白茯、焦米，治胃虚泄泻。

藁　本

气温，味辛，无毒。主妇人疝瘕，阴中寒肿痛，腹中急，除头风痛，长肌肤，悦颜色。

---

① 牝（pìn 聘）户：阴户。牝，雌性的鸟或兽，与“牡”相对。

藁本气温，禀天春升之木气，入足厥阴肝经；味辛无毒，得地西方之金味，入手太阴肺经。气味俱升，阳也。妇人以血为主，血藏于肝，肝血少，则肝气滞而疝瘕之症生矣。藁本温辛，温行辛润，气不滞而血不少，疝瘕自平也。厥阴之脉络阴器，厥阴之筋结阴器，其主阴中寒肿痛者，入肝而辛温散寒也。厥阴之脉抵小腹，肝性急，腹中急，肝血不润也，味辛润血，所以主之。风气通肝，肝经与督脉会于巅顶，风邪行上，所以头痛，其主之者，辛以散之也[①]。肺主皮毛，长肌肤，味辛益肺之力。悦颜色，辛能[②]润血之功也。

制方：

藁本同木香，治雾露清邪中于上焦。

同羌活、细辛、川芎、葱白，治寒郁太阳头痛。

同白芷，可作面脂。

柴　胡

气平，味苦，无毒。主心腹肠胃中结气，饮食积聚，寒热邪气，推陈致新，久服轻身，明目益精。

柴胡气平，禀天中正之气，味苦无毒，得地炎上之火味，胆者中正之官，相火之腑，所以独入足少阳胆经。气味轻升，阴中之阳，乃少阳也。其主心腹肠胃中结气者，

---

① 辛以散之也：潘霨本作“辛温散寒也”。

② 辛能：潘霨本作“去风”。

心腹肠胃，五脏六腑也，脏腑共十二经，凡十一脏皆取决于胆。柴胡轻清，升达胆气，胆气条达，则十一脏从之宣化，故心腹肠胃中，凡有结气皆能散之也。其主饮食积聚者，盖饮食入胃散精于肝，肝之疏散，又藉少阳胆为生发之主也。柴胡升达胆气，则肝能散精，而饮食积聚自下矣。少阳经行半表半里，少阳受邪，邪并于阴则寒，邪并于阳则热，柴胡和解少阳，故主寒热之邪气也。春气一至，万物俱新，柴胡得天地春升之性，入少阳以生气血，故主推陈致新也。久服清气上行，则阳气日强，所以身轻；五脏六腑之精华上奉，所以明目；清气上行，则阴气下降，所以益精，精者阴气之英华也。

制方：

柴胡同人参、半夏、黄芩、甘草、大枣、生姜，名小柴胡汤，治少阳寒热。

同白芍、甘草、枳实，名四逆散，治胸胁痛，四肢厥冷。

同人参、升麻、黄芪、甘草、归身、白术、广皮、生姜、大枣，名补中益气汤，治劳伤倦怠。

同人参、黄芪、白术、甘草、升麻、白茯、泽泻、葛根、神曲，治暑伤元气。

同升麻、葛根等，能升阳散火。

同白芍、丹皮、山栀、甘草、白茯、白术、广皮、归身，名逍遥散，治肝胆郁火。

桔梗

气微温，味辛，有小毒。主胸胁痛如刀刺，腹满，肠鸣幽幽，惊恐悸气。

桔梗气微温，禀天初春稚阳之木气，入足少阳胆经；味辛有小毒，得地西方阴惨之金味，入手太阴肺经。气味俱升，阳也。胸者肺之分也，胁者胆之分也，胆气不升，肺气不降，则滞于胸胁，痛如刀刺矣，其主之者，辛以散之，温以达之也。足之三阴，从足走腹，太阴行气于三阴者也，肺亦太阴，通调上下，相传之职，太阴不能通调，则腹饱满矣，其主之者，辛以调气，温以行气也。大肠者燥金之腑也，大肠湿热，则鸣幽幽，肺与大肠为表里，桔梗辛以益肺，肺通调水道，则湿热行而肠鸣自止。胆为中正之官，胆者担也，胆气伤，则不能担当而惊恐悸矣。桔梗辛温，则扶苏条达，遂其生发之性，复其果敢之职，而惊恐悸自平也。

制方：

桔梗同贝母、巴霜，名结胸汤，治痰在中焦。

同人参、北味、麦冬，治小便不通。

同枳壳，治胸满不痛。

同甘草，名甘桔汤，治肺痈。

同生姜，治妊娠中恶心腹痛。

茵陈

气平微寒，味苦，无毒。主风湿寒热邪气，热结黄疸，久服轻身益气，耐老，面白悦，长年。

茵陈气平微寒，禀天秋平冬寒金水之气，入手太阴肺经、足太阳寒水膀胱经；味苦无毒，得地南方之火味，入手少阴心经。气味俱降，阴也。风为阳邪，湿为阴邪，风湿在太阳，阳邪发热，阴邪发寒也，其主之者，气寒清热，味苦燥湿也。心为君火，火郁太阴，则肺不能通调水道，下输膀胱，而热与湿结矣，太阴乃湿土之经，所以蒸土色于皮毛而成黄疸也，其主之者，苦平可以清心肺，微寒可以解湿热也。久服则燥胜，所以身轻；平寒清肺，肺主气，所以益气；心主血，味苦清心，心清则血充华面，所以耐老，而面白可悦也。心为十二官之主，心安十二官皆安，所以长年也。

制方：

茵陈同川连、干葛、黄柏、苡仁、北味，治酒疸①。

同二术、茯苓、泽泻、车前、木通、陈皮、神曲、红曲，治谷疸②。

① 酒疸：黄疸类型之一。因酒食不节，以致脾胃受伤，运化失常，湿浊内郁生热，湿热交蒸而成。主要症状有身目发黄、胸中烦闷而热、不能食、时欲吐、小便赤涩、脉沉弦而数等。

② 谷疸：黄疸类型之一。因饱食失节，饥饱不匀，湿热、食滞阻遏中焦引起。主要症状有食即头眩、烦闷、胃中不适、腹满、大便溏泄、小便不利、身面发黄等。

同生地、石斛、木瓜、牛膝、黄柏，治女劳疸[1]。

夏枯草

气寒，味苦辛，无毒。主寒热，瘰疬鼠瘘，头疮，破癥，散瘿结气，脚肿湿痹，轻身。

夏枯草气寒，禀天冬寒之水气，入足太阳膀胱寒水经；味苦辛无毒，得地火金之味，入手少阴心经、手太阴肺经。遇火令而枯，禀金水之气独全，水制火，金平木，故专主少阳相火，风木胆经之症。气味轻清，少阳也。太阳主表，表邪外入，则太阳有病，而恶寒发热矣，其主之者，味辛可以散表寒，味苦可以清热也。瘰疬鼠瘘，皆少阳胆经风热之毒，夏枯草禀金水之气味，所以专入少阳，解风热之毒也。头乃太阳行经之地，膀胱湿热则生头疮，其主之者，气寒清热，味苦燥湿也。积聚而有形可征谓之癥，乃湿热结气也，味辛可以散结，味苦可以燥湿热，所以主之也。瘿亦少阳之症，其主之者，以夏枯草专治少阳之症，而辛散之功也。湿邪伤下，脚肿湿痹，无非湿也，苦能燥湿，所以主之。且入肺与膀胱，而有祛湿之力，湿胜则身重，既有祛湿之功，所以能轻身也。

制方：

夏枯草末，治血崩不止及赤白带下。

---

① 女劳疸：黄疸类型之一。症见身黄、额上微黑、膀胱急、少腹满、小便通利、大便色黑、傍晚手足心发热而反觉恶寒。《金匮要略》认为本证得之是房劳醉饱。

夏枯草可代柴胡升发，可代甘菊清肝。

同白茯、白术、黄柏，治湿热。

同连翘、金银花、贝母、元参、薄荷、花粉、紫背天葵、甘草，治瘰疬有功效。

用数两煎汤，煮甘菊、紫花地丁、金银花、连翘、白及、白蔹、甘草、生地、白芷、半枝莲，消一切肿毒甚神。

丹 参

气微寒，味苦，无毒。主心腹邪气，肠鸣幽幽如走水，寒热积聚，破癥除瘕，止烦满，益气。

丹参气微寒，禀天初冬寒水之气，入手太阳寒水小肠经；味苦无毒，得地南方之火味，入手少阴心经。气味俱降，阴也。心腹者，心与小肠之区也，邪气者，湿热之邪气也，气寒则清热，味苦则燥湿，所以主之。肠，小肠也，小肠为寒水之腑，水不下行，聚于肠中，则幽幽如水走声响矣，苦寒清泄，能泻小肠之水，所以主之。小肠为受盛之官，本热标寒，所以或寒或热之物，皆能积聚肠中也，其主之者，味苦能下泄也。积聚而至有形可征谓之癥，假物成形谓之瘕，其能破除之者，味苦下泄之力也。心与小肠为表里，小肠者心火之去路也，小肠传化失职，则心火不能下行，郁于心而烦满矣，其主之者，苦寒清泄之功也。肺属金而主气，丹参清心泻火，火不刑金，所以益气也。

制方：

丹参同牛膝、生地、黄芪、黄柏，则健走飞步。

同麦冬、沙参、五味、甘草、青蒿、花粉，治烦满。

同牛膝、木瓜、萆薢、豨莶、杜仲、续断，治脊强脚痹。

专一味，治湿热疝气，自汗出欲死者。

为末水丸，治软脚病。

益母花子

气微温，味辛甘，无毒。主明目益精，除水气，久服轻身。

益母气微温，禀天初春之木气，入足厥阴肝经。味辛甘无毒，得地金土之味，入手太阴肺经、足太阴脾经。气味俱升，阳也。肝为藏血之脏，脾为统血之脏，辛甘益血，目得血则能视，所以明目。脾者阴气之原也，肺者津液之原也，甘辛能润，所以益精。脾者为胃行津液者也，肺者相傅之官，通调水道者也，辛甘益脾肺，则津液行而水道通，所以除水气。久服益肝脾肺，肺主周身之气，脾主周身之血，肝为生生之脏，以生气血，气血生，生长旺，自然身轻矣。

茎　主瘾疹痒，所以可浴儿也。

制方：

益母子童便煎服，能下死胎。

同川芎、归身、白芍、生地、杜仲、阿胶、续断，丸，安胎止痛。

同生地、白芍、麦冬、青蒿、五味、阿胶，治胎漏下血。

红　花

气温，味辛，无毒。主产后血晕口噤，腹内恶血不尽绞痛，胎死腹中，并酒煮服，亦主蛊毒。

红花气温，禀天春和之木气，入足厥阴肝经；味辛无毒，得地西方之金味，入手太阴肺经。气味俱升，阳也。肝为藏血之脏，生生之经，产后血晕口噤者，产后则肝血不藏，肝枯则风炽，所以血晕而口噤也。治风先治血，血行风自灭，红花辛温润血，所以主之。腹内恶血不尽绞痛，胎死腹中，皆血寒不行，不能养肝之故，红花辛温，活血畅肝，所以主之也。并酒煎服者，借酒活血润血之力也。亦主蛊毒者，辛温则散而毒可解也。

制方：

红花煎汁和童便服，治胞衣不下，产后血晕。

同当归、生地、牛膝、白芍、益母、川芎、延胡索，治产后恶血不尽。

香　附

气微寒，味甘，无毒。除胸中热充皮毛，久服令人益气，长须眉。醋炒。

香附气微寒，禀天深秋之金气，入手太阴肺经；味甘无毒，得地中正之土味，入足太阴脾经。气降味和，阴也。胸中者肺之分也，皮毛者肺之合也，肺主气，气滞则热而皮毛焦，香附甘寒清肺，所以除胸中热而充皮毛也。久服令人益气者，微寒清肺，肺清则气益也。须眉者血之馀，脾统血，味甘益脾，脾血盛，所以须眉长也。

制方：

香附生则上行胸膈，外达皮毛；熟则下走肝肾，外彻腰足；炒黑则止血；童便炒则入血分补虚；盐水炒则入血分润燥；青盐炒则益肾；酒炒则行经络；醋炒则入肝；姜汁炒则化痰饮。

同参、术则补气。

同归、地则补血。

同木香则去滞。

同蔻仁则理气。

同沉香则降气。

同川芎、苍术则解郁。

同栀子、川连则降火。

同茯神则交心肾，乃十二经气分之要药也。

童便炒为末，醋汤服，治血崩。

同茯神、甘草，治气逆。

同沉香、砂仁、甘草，治痞胀噫酸。

同砂仁、甘草，治一切气滞症。

同乌药、甘草，治一切心腹刺痛。

同茯神、甘草、橘红，治妇人血滞气虚之症。

贝　母

气平，味辛，无毒。主伤寒烦热，淋沥邪气，疝瘕，喉痹，乳难，金疮，风痉。去心，糯米炒。

贝母气平，禀天秋平之金气，入手太阴肺经；味辛无毒，得地西方之金味，入手阳明燥金大肠经。气味降多于升，阴也。其主伤寒烦热者，伤寒有五，风寒湿热温，而风与热，乃阳盛之症，阳盛所以烦热也。贝母气平则清，味辛润散，故主之也。淋沥者膀胱有热也，邪气者热邪之气也，膀胱以气化为主。贝母味辛润肺，肺乃主气之脏，肺润则气化及于州都，小便通而不淋沥矣。其主疝瘕者，肺气不治，则不能通调水道，下输膀胱，因而湿热之邪聚结成疝成瘕。贝母气平，可以通调水道，味辛可以散热结也。大肠之脉，其正者上循咽喉，火发于标，乃患喉痹，痹者闭也，其主之者，味辛气平，能解大肠之热结也，肺乃津液之腑。主乳难者，味辛能润，润则乳自通也。肺主皮毛，味辛气平，则肺润而皮毛理，可愈金疮也。风痉者，风湿流于关节，致血不能养筋而筋急也。贝母味辛，辛则散风湿而润血，且贝母入肺，肺润则水道通而津液足，所以风湿逐而筋脉舒也。

制方：

贝母、姜汁，丸，治忧郁不伸。

同厚朴，丸，化痰降气。

同知母、牡蛎，末，猪蹄汤调服，治乳汁不下。

专末，治吐血、衄血；吹鼻中，治吹乳[1]作痛。

同知母、前胡、麦冬、葛根、甘草，治伤寒烦热。

同陈皮、前胡、石膏、知母、麦冬、竹沥，治痰疟。

同白芷、白蒺藜，治郁症乳痈。

葶苈子

气寒，味辛，无毒。主癥瘕积聚结气，饮食寒热，破坚逐邪，通利水道。炒用。

葶苈子气寒，禀天冬寒之水气，入足太阳寒水膀胱经、手太阳寒水小肠经；味辛无毒，得地西方之金味，入手太阴肺经。气味降多于升，阴也。其主癥瘕积聚结气者，气结聚而成积，有形可征者谓之癥，假物成形者谓之瘕。葶苈入肺，肺主气，而味辛可以散结也。小肠为受盛之官，饮食入肠，寒热之物，皆从此运转，如调摄失宜，则寒热之物积矣。葶苈气寒可以去热，味辛可以散寒，下泄可以去积也。破坚者辛散之功，逐邪者下泄之力。十剂云：泄可去闭，葶苈是也。肺者通调水道，下输膀胱，葶苈入肺入膀胱，辛寒下泄，所以通利也。

制方：

葶苈炒成末，蜜丸，大枣同煎，治肺壅喘急及支饮不得息。

---

① 吹乳：即乳痈。

同枣肉，丸，治通身浮肿。

专酒浸，治腹胀积聚。

元　参

气微寒，味苦，无毒。主腹中寒热积聚，女子产乳馀疾，补肾气，令人明目。蒸晒。

元参气微寒，禀天冬寒之水气，入足少阴肾经；味苦无毒，得地南方之火味，入手少阴心经、手厥阴心包络经。气味俱降，阴也。腹中者心肾相交之区也，心为君火，心不下交于肾，则火积于上，而热聚肾为寒水，肾不上交于心，则水积于下而寒聚矣。元参气寒益肾，味苦清心，心火下而肾水上，升者升而降者降，寒热积聚自散矣。女子以血为主，产乳馀疾，产后诸症以产血伤也，心主血，味苦清心，所以主之。补肾气者，气寒壮水之功也。令人明目者，益水可以滋肝，清心有以泻火，火平水旺，目自明也。

制方：

元参同生地、甘菊、蒺藜、杞子、柴胡，能明目。

同贝母、连翘、甘草、花粉、薄荷、夏枯草，治瘰疬。

同升麻、甘草，治发癍咽痛。

同知母、麦冬、竹叶，治热病燥热烦乱。

天花粉

气寒，味苦，无毒。主消渴，身热，烦满大热，补虚安中，续绝伤。

天花粉气寒，禀天冬寒之水气，入足少阴肾经、足太阳寒水膀胱经；味苦无毒，得地南方之火味，入手少阴心经。气味俱降，阴也。膀胱者津液之腑也，心火内烁，则津液枯而病消渴。膀胱主表，火盛则表亦热而身热也，其主之者，苦寒可以清火也。心为君火，火盛则烦满大热，其主之者，寒以清之，苦以泄之也。火盛则阴虚，补虚者，清润能补阴虚也。阴者中之守，安中者苦寒益阴，阴充，中有守也。其主续绝伤者，血为阴，阴虚则伤，阴枯则绝，花粉清润，则虚者滋，枯者润也。

实 名栝蒌，甘寒之性，能解阳邪，所以主伤寒阳邪结胸也。

制方：

花粉同川连，治心火乘金消渴。

同人参、麦冬，治肺津枯消渴。

同麦冬、竹叶，治心火烦渴。

实同川连、枳实，名小陷胸汤，治伤寒结胸。

牛蒡子

气平，味辛，无毒。主明目，补中，除风伤。一名恶实，酒蒸，拭净焙。

牛蒡子气平，禀天秋平之金气，味甘无毒，得地西方之金味，入手太阴肺经。气味降多于升，阴也。牛蒡气平清热，味辛散郁，郁热清，则目得血而能视矣，所以明目。中者阴之守也，人身阴阳，求之升降，牛蒡辛平清肺，肺气下降则阴生，所以补中也。风伤于卫，卫附皮毛，皮毛者肺之合也，辛平疏肺，则皮毛解散，所以除风伤也。

制方：

牛蒡同紫草、犀角、生地，治痘血热不出。

同桔梗、甘草，治风热咽痛。

甘菊花

气平，味苦，无毒。主诸风，头眩肿痛，目欲脱，泪出，皮肤死肌，恶风湿痹，久服利血气，轻身，耐老，延年。

甘菊气平，禀天秋平之金气，入手太阴肺经；味苦无毒，得地南方之火味，入手少阴心经。气味俱降，阴也。味苦清火，火抑金胜，发花于秋，其禀秋金之气独全，故为制风木之上药也。诸风皆属于肝，肝脉连目系上出额，与督脉会于巅，肝风炽则火炎上攻头脑而眩，火盛则肿而痛，其主之者，味苦可以清火，气平可以制木也。肝开窍于目，风炽火炎，则目胀欲脱，其主之者，制肝清火也。手少阴之正脉，上走喉咙，出于面，合目内眦，心为火，火盛则心系急而泪出，其主之者，苦平可以降火也。皮肤乃肺之合，肌肉乃脾之合，木火刑肺金脾土，则皮肤肌肉皆死，甘菊禀金气，具火味，故平木清火而主皮肤死肌也。其主恶风湿痹者，风湿成痹，风统于肝，甘菊气平有平肝之功，味苦有燥湿之力也。久服利血气者，肺主气，气平益肺，所以有利于气。心主血，味苦清心，所以有利于血，利于气，气充身自轻；利于血，血旺自耐老；气血皆利，其延年也必矣。

制方：

甘菊捣汁，治疔疮。

重九采花，末服，治酒醉不醒。

同杞子，丸服，终身无目疾疮疽。

同谷精草、绿豆皮等分，末，治目翳。

丹　皮

气寒，味辛，无毒。主寒热中风，瘛疭[1]，惊痫，邪气，除癥坚瘀血留舍肠胃，安五脏，疗痈疮。

丹皮气寒，禀天冬寒之水气，入手太阳寒水小肠经；味辛无毒，得地西方之金味，入手太阴肺经。气味降多于升，阴也。寒水太阳经，行身之表而为外藩者也，太阳阴虚，则皮毛不密而外藩不固，表邪外入而寒热矣。其主之者，气寒可以清热，味辛可以散寒解表也。肝者风木之脏也，肺经不能制肝，肝风挟浊火上逆，中风瘛疭惊痫之症生焉。丹皮辛寒益肺平肝，肝不升而肺气降，诸症平矣。小肠者受盛之官，与心为表里，心主血，血热下注，留舍小肠，瘀积成瘕，形坚可征。丹皮寒可清热，辛可散结，

---

① 瘛疭（chì zòng 赤纵）：手脚痉挛、口斜眼歪的症状。

所以入小肠而除瘕也。五脏藏阴者也，辛寒清血，血清阴足而脏安也。荥[1]血逆于肉里，乃生痈疮，丹皮辛寒，可以散血热，所以和荥而疗痈疮也。

制方：

丹皮同防风末，酒服，治癫疝。

同麦冬、五味、白茯、甘草、木通、生地，治心包络之火。

黄　连

气寒，味苦，无毒。主热气目痛，眦伤泪出，明目，肠澼腹痛下痢，妇人阴中肿痛，久服令人不忘。酒炒，吴茱萸同炒，姜汁炒。

黄连气寒，禀天冬寒之水气，入足少阴肾经；味苦无毒，得地南方之火味，入手少阴心经。气味俱降，阴也。其主热气目痛者，心主火，火气热，心病舍肝，肝开窍于目也，黄连苦寒，所以清火也。手少阴之正，出于面，合目内眦，手少阴为心火，火盛则心系急而泪出，眦伤泪出皆心火也，黄连清心，所以主之。实则泻其子，心者肝木之子也，清心则肝邪泻，所以明目也。大肠为庚金之腑，心火乘之，则津液化成脓血，痛而下痢矣，其主之者，寒以清火，苦以泄热也。北方黑色，入通于肾，开窍于二阴，妇人阴中乃肾窍也，热胜则肿，肿痛者火盛也，黄连

---

[1] 荥：卫生堂本作“荣”，下同。

入肾，寒苦清火，所以主之。其久服令人不忘者，入心清火，火清则心明，能记忆也。

制方：

黄连同西河柳、黄芩、黄柏、石膏、知母、甘草，治痧疹已透，烦躁不止。

同当归、枣仁、圆肉、生地、黄芩、黄柏、黄芪，治火症盗汗。

同槐花、枳壳、乳香、没药，治痢纯血腹痛。

同五味、麦冬、干葛，治酒病。

同麦冬、五味，治卒消渴小便多。

同人参、莲子，治虚痢。

专为末丸，名泻心丸，治心实心痛。

同吴萸、神曲，丸，治肝火作痛。

同白术、陈皮、神曲，丸，名四物丸①，治胸中嘈杂作痛。

同白茯，治思想所致白淫。

同木香，丸，名香连丸，治痢。

同炮姜末，治气痢后重。

黄　芩

气平，味苦，无毒。主诸热，黄疸，肠澼泄痢，逐水，下血闭，恶疮疽蚀，火疡。酒炒。

① 四物丸：原作四神丸，据卫生堂本改。

黄芩气平，禀天秋凉之金气，入手太阴肺经；味苦无毒，得地南方之火味，入手少阴心经。气味俱降，阴也。心者火脏也，十二官之君，诸热之主也，苦平清心，故主诸热。黄疸者，湿热乘脾之症也，脾为太阴湿土，土湿热则本色现，而发黄疸。黄芩苦平清肺，肺亦太阴，太阴湿热退，而脾疸[1]亦平也。肺与大肠为表里，大肠湿热则肠澼泄痢，黄芩清肺，肺清则通调水道，而湿热下逐，肠肺复其燥金之性，而泄痢愈矣。肺司水道，热则肺失清肃之令，而水道不通，水因而蓄焉，黄芩清肺，则气化[2]下及膀胱而水下逐矣。血闭者，实热在血分而经闭不通也，心主血，味苦清心，则能下泄，所以主之。恶疮疽蚀者疮疽败坏溃腐而不收口也；火疡者火伤疮也，皆心火有馀而腐坏肺之皮毛也，苦平清心肺，所以主诸痛痒疮疡也。

制方：

黄芩同白芍、甘草，名黄芩汤，治湿热腹痛及泻痢；

同白芍、甘草、半夏，治吐泻；

同白芍、麦冬、白术，治胎不安内热。

连　翘

气平，味苦，无毒。主寒热，鼠瘘瘰疬，痈肿恶疮，瘿瘤结热，蛊毒。去心用。

---

① 脾疸：多由饮食或嗜酒劳倦伤脾，脾胃瘀热所引发。症见肢体发黄、小便黄赤、量少，或兼见心慌、善恐、胁下痞胀等症。

② 气化：卫生堂本作“化气”。

连翘气平，禀天秋平之金气，入手太阴肺经；味苦无毒，得地南方之火味，入手少阴心经、手厥阴心包络经。气味俱降，阴也。心包络者，臣使之官，喜乐出焉，其经别属三焦，出循喉咙，出耳后，合少阳。郁则包络之火上炎经络，而成寒热鼠瘘瘰疬矣。连翘轻清平苦，轻而扬之，因而越之，结者散而寒热愈也。痈肿恶疮，皆生于心火，连翘味苦清心，所以主之。瘿瘤结热，亦心包络之郁结火也，其主之者，轻扬有散结之功也。蛊毒因辛热而成，辛热则生虫也，连翘平能清而苦能泄，热解虫化而蛊自消也。

制方：

连翘同芝麻，治瘰疬。

同贝母、白芷、甘草、金银花、元参、薄荷、夏枯草、白及，治同上。

天　麻

气平，味辛，无毒。主诸风湿痹，四肢拘挛，小儿风痫惊气，利腰膝，强筋力，久服益气轻身长年。

天麻气平，禀天秋平之金气，味辛无毒，得地西方之金味，入手太阴肺经；得天地之金气独全，故为制风木之上药。气降味升，阳也。肝为风木，诸风皆属于肝，肝主血，血涩不通，则湿感成痹也。其主之者，天麻气平味辛，入肺而通水道，能活血而散风也。四肢脾主之，因于湿则大筋软短而成拘挛也，肺亦太阴，水道通调，则太阴湿行，而脾湿解拘挛愈矣。小儿风痫惊气，皆肝经血虚气亢，以致气逆而惊痫也。天麻味辛，辛则润血气平，平则镇惊也。辛平之品，润肝血而平肝气，肝主筋而位居下，故能利腰膝而强筋力也。久服辛平益肺，肺主气，所以益气，气充身自轻，而年自长也。

制方：

天麻同半夏、黄芩、前胡、陈皮、白茯，治痰厥头痛。

同白术、陈皮、白茯、车前，治饮在心下。

同南星、前胡、陈皮、白茯，消一切风痰。

木　通

气平，味辛，无毒。主除脾胃寒热，通利九窍血脉关节，令人不忘，去恶虫。

木通气平，禀天秋平之金气，味辛无毒，得地西方之金味，专入手太阴肺经。气降味苦，阴也。其除脾胃寒热者，盖饮入于胃，游溢精气，上输于脾，脾气散精，上归于肺，肺气通调水道，乃下输膀胱。如水道不通，则饮留于脾胃而发寒热矣，木通入肺，以通水道，故除脾胃寒热也。九窍者，耳目鼻各二，口大小便各一也，木通气平则利，味辛则通，所以通利九窍血脉关节也。其令人不忘者，心藏神而属火，水道通则心火有制，神清多记忆也。湿热不除，则化生恶虫，水道通，则湿热有去路，故恶虫不生也。

制方：

木通同生地、炙草、竹叶，治心热便赤。

同白茯、泽泻、车前、猪苓、灯心，治癃闭。

同牛膝、生地、天冬、麦冬、五味、黄柏、甘草，治尿血。

同生地、甘草、赤茯、竹叶，名导赤散，泻小肠之火。

车前子

气寒，味甘，无毒。主气癃，止痛，利水道通小便，除湿痹，久服轻身耐老。

车前气寒，禀天冬寒之水气，入足太阳寒水膀胱经；味甘无毒，得地中正之土味，入足太阴湿土脾经。气降味和，阴也。膀胱者州都之官，津液藏焉，气化则能出矣，出气不化，闭塞下窍，而为癃闭，其主之者，寒能化热，甘能化气也。小便者心火之去路也，火结于膀胱，则小便痛矣，其止痛者，气寒能清火也。饮入于胃，游溢精气，上输于脾，脾气散精，上归于肺，肺乃下输膀胱。车前味甘，甘能益脾，脾气散精，则肺气通行，故水道通，小便利也。益脾利水，则湿下逐，故又除湿痹也。久服轻身耐老者，指有病者而言也，人身有湿则身重，湿逐则身轻，湿逐脾健，脾主血，血充故耐老也。不然，滑泄之品，岂堪久服者哉！

制方：

车前同木通、沉香、陈皮、升麻，治气癃。

同二术、木瓜、石斛、萆薢、白茯、五加皮，治湿痹。

同白芍、白茯、扁豆、甘草，治水泄。

同生地、牛膝、天冬、麦冬、黄柏、五味、杞子、人参、白胶，治尿血及女子血淋。

专末服，治暴泄。

泽　泻

气寒，味甘，无毒。主风寒湿痹，乳难，养五脏，益气力，肥健，消水，久服耳目聪明，不饥，延年轻身，面生光，能行水上。

泽泻气寒，禀天冬寒之水气，入足太阳寒水膀胱经；味甘无毒，得地中正之土味，入足太阴脾经。气降味和，阴也。其主风寒湿痹者，风寒湿三者合而成痹，痹则血闭而肌肉麻木也。泽泻味甘益脾，脾湿去，则血行而肌肉活，痹症瘳矣。其主乳难者，脾统血，血不化乳，所以难也。味甘益脾，脾湿行则血运而乳通也。其主养五脏益气力肥健者，盖五脏藏阴者也，而脾为之原，脾主肌肉而性恶湿。泽泻泻湿，湿去则脾健，脾乃后天之本，所以肌肉长而气力益，阴气充而五脏得所养也。其消水者，入膀胱气寒下泄也。久服耳目聪明，不饥，延年轻身者，肾与膀胱为表里，膀胱水道通，则肾之精道固，精足则气充，肾开窍于耳，所以耳聪。水之精为目瞳子，所以明目。肾者胃之关，关门固所以不饥。肾气纳，所以延年轻身也。其言面生光能行水上者，脾为湿土，湿则重，燥则轻，轻则能行水上，脾统血，血充则面有光彩也，盖表其利水有固肾之功，燥湿有健脾之效也。

制方：

泽泻同白茯、白术、猪苓、肉桂，名五苓散，治湿热。

同山药、山萸、白茯、丹皮、生地、北味，名都气汤，补肾真阴及小儿行语迟。

同白茯、建兰叶、猪苓，治饮痰咳嗽。

萆　薢

气平，味苦，无毒。主腰脊痛强，骨节风寒湿周痹，恶疮不瘳，热气。

萆薢气平，禀天秋降之金气，入手太阴肺经；味苦无毒，得地南方之火味，入手少阴心经。气味俱降，阴也。太阳寒水经，挟脊抵腰中，太阳有湿，则阳气不布，腰脊强而痛矣，太阳经行身表附皮毛而为外卫者也，皮毛者肺之合。萆薢气平入肺，味苦燥湿，肺之皮毛理而太阳之湿亦逐，所以主腰脊强痛也。骨节者节犍之处也，亦属太阳经，湿流孔窍，故风寒湿合而成痹，则周身麻木而骨节更甚也。其主之者，萆薢入肺，肺通调水道，下输膀胱，可以去太阳之湿而理痹也。恶疮热气，皆属心火，萆薢味苦清心，心火退则疡疮愈，而热气解矣。

制方：

萆薢同莲子、白茯、车前、木通、泽泻、牛膝、甘草、黄柏，可分清治湿。

同杜仲，治腰脚痹软。

同菖蒲、益智、乌药，治白浊。

佐杜仲、肉苁蓉、菟丝子、北味，丸，名金刚丸，治筋痿足不能行。

防　己

气平，味辛，无毒。主风寒温疟热气诸痫，除邪，利大小便。

防己气平，禀天秋降之金气，味辛无毒，得地西方燥金之味，入手太阴肺经。气味降多于升，阴也。风寒温疟者，感风寒而患但热不寒之疟也。热气诸痫者，心有热而患一切风痫也。温热皆为阳邪，痫疟皆属风木。防己气平可以清阳邪，味辛可以平风木，而消风痰也。除邪者辛平之品，可除湿热之邪也。小便出于膀胱，膀胱津液，肺气化乃出，防己气平可以化气，故利小便。大便出于大肠，肺与大肠为表里，味辛可以润肠，故利大便也。但臭恶伤胃，宜慎用之。

制方：

防己同黄芪、桂枝、白茯、甘草，治皮水。

同黄芪、白术、甘草、生姜、大枣，治风水，恶风汗出，身重脉浮。

大　黄

气寒，味苦，无毒。主下瘀血，血闭寒热，破癥瘕积聚，留饮宿食，荡涤肠胃，推陈致新，通利水谷，调中化食，安和五脏。

大黄气寒，禀天冬寒之水气，入手太阳寒水小肠经；味苦无毒，得地南方之火味，入手少阴心经、手少阳相火三焦经。气味俱降，阴也。浊阴归六腑，味厚则泄，兼入足阳明胃经、手阳明大肠经，为荡涤之品也。味厚为阴，则入阴分，血者阴也，心主者也，血凝则瘀，大黄入心，味苦下泄，故下瘀血。血结则闭，阴不和阳，故寒热生焉，大黄味苦下泄，则闭者通，阴和于阳而寒热止矣。癥瘕积聚，皆有形之实邪，大黄所至荡平，故能破之。小肠为受盛之官，无物不受，传化失职，则饮留食积矣，大黄入小肠而下泄，所以主留饮宿食也。味厚则泄，浊阴归腑，大黄味厚为阴，故入胃与大肠而有荡涤之功也。消积下血，则陈者去而新者进，所以又有推陈致新之功焉。其推陈致新者，以滑润而能通利水谷，不使阻碍肠胃中也，肠胃无碍，则阳明胃与太阴脾调和，而食消化矣。饮食消化，则阴之所生，本自五味，五脏主藏阴，阴生而脏安和矣。

制方：

大黄同黄芩、沉香、礞石，丸，名滚痰丸，治痰症。

同当归、槟榔，治痢初起。

同甘草，治胃火食入即吐。

灯　草

气寒，味甘，无毒。主五淋，生煮服之。

灯草气寒，禀天冬寒之水气，入手太阳寒水小肠经、足太阳寒水膀胱经，味甘无毒，得地中正之土味，入足太阴脾经。气味降多于升，阴也。心与小肠为表里，小便者心火之去路也，心火结于小肠膀胱，则小便淋沥矣。灯心生煮服之，气寒清热，味甘化气，结者解而火下泄矣。

制方：

灯心焙，同炒盐共末，吹喉痹。

煎汤调灯花末涂乳，小儿吮之，止夜啼。

使君子

气温，味甘，无毒。主小儿五疳，小便白浊，杀虫，疗泻痢。

使君子气温，禀天春和之木气，入足厥阴肝经；味甘无毒，得地中正之土味，入足太阴脾经。气味俱升，阳也。小儿疳症，名虽有五，原皆由脾虚，脾虚则不健运，于是积聚生疳也。其主之者，味甘可以益脾，气温可以健运也。中气不足，则溲溺为之变，所以小便白而混浊也，其主之者，甘温益气，气足则清肃而便清也。甘温之品，则具条达之性，能泻脾经之湿热，湿热清，则泻痢自止而虫不生，所以杀虫疗泻痢也。

制方：

使君子同芦荟、芜荑、滑石、麦芽、厚朴、陈皮，杀疳虫，消疳积。

专为末，治小儿蛔痛及虚肿。

煎汤漱虫牙疼痛。

卷　三

木　部

枸杞子

气寒，味苦，无毒。主五内邪气，热中消渴，周痹风湿，久服坚筋骨，轻身不老，耐寒暑。

枸杞子气寒，禀天冬寒之水气，入足少阴肾经；味苦无毒，得地南方之火味，入手少阴心经。气味俱降，阴也。五内者五脏之内也，邪气者热邪[1]之气也，盖五内为藏阴之地，阴虚所以有热邪也，其主之者，苦寒清热也。心为君火，肾为寒水，水不制火，火烁津液，则病热中消渴。其主之者，味苦可以清热，气寒可以益水也，水益火清，消渴自止。其主周痹风湿者，痹为闭症，血枯不运，而风湿乘之也。治风先治血，血行风湿灭也，杞子苦寒益血，所以治痹。久服苦益心，寒益肾，心肾交，则水火宁而筋骨坚，筋骨健则身自轻；血足则色华，所以不老；耐寒暑者，气寒益肾，肾水足可以耐暑；味苦益心，心火宁可以耐寒也。

① 热邪：卫生堂本作“邪热”。

制方：

杞子同五味，治疰夏。

同熟地、白茯、白术，治肾虚目暗。

金樱子

气平，味酸涩，无毒。主脾泄下痢，止小便利，涩精气，久服令人耐寒轻身。

金樱子气平，禀天秋成之金气，入手太阴肺经；味酸涩无毒，得地东生西收金木之味，入足厥阴肝经、入手阳明燥金大肠经。气味俱降，阴也。十剂云：涩可去脱，脾泄下利，大肠不禁也，金樱子味酸涩，所以固脱也。小便气化乃出，金樱子气平益肺，肺气足以收摄，则小便利自止。五脏六腑之精，皆藏于肾，所以疏泄，肝散之也。金樱子味酸敛肝，肝不疏泄，精气自涩矣。久服酸平益肺，肺主皮毛，皮毛固所以耐寒；肺主气，气充所以轻身也。

制方：

金樱子同芡实，丸，名水陆丹，益气补真。

煎膏，丸杜仲末，治肾泄。

杜　仲

气平，味辛，无毒。主腰膝痛，补中益精气，坚筋骨，强志，除阴下痒湿，小便余沥，久服轻身耐老。盐水炒。

杜仲气平，禀天秋降之金气，味辛无毒，得地润泽之金味，专入手太阴肺经。气味升多于降，阳也。腰者肾之腑，膝者肾所主也，杜仲辛平益肺，肺金生肾水，所以腰膝痛自止也。中者阴之守也，辛平益肺，肺乃津液之化源，所以阴足而补中也。初生之水谓之精，天一之水也，杜仲入肺，肺主气而生水，所以益精气。精气益则肝有血以养筋，肾有髓以填骨，所以筋骨坚也。肺主气，辛平益肺，则气刚大，所以志强。阴下者即篡间①，任脉别络也，痒湿者湿也，杜仲辛平润肺，则水道通而湿行也。小便气化乃出，有馀沥气不收摄也，杜仲益肺气，气固则能摄精也。久服辛平益气，气充则身轻；辛润滋血，血旺则耐老也。盐水炒则入肾，醋炒则入肝，以类从也。

制方：

杜仲同续断、砂仁，治胎前杂症。

同续断、山药，糊丸，治频堕胎。

专一味酒炒，丸，治腰背痛。

茯　苓

气平，味甘，无毒。主胸胁逆气，忧恚惊邪恐悸，心下结痛，寒热烦满咳逆，口焦舌干，利小便，久服安魂养神，不饥延年。

茯苓气平，禀天秋降之金气，入手太阴肺经；味甘无毒，得地中正之土味，入足太阴脾经。气平味和，降中有

① 篡间：指篡间穴，肛周11点和1点距肛缘三分处。

升，阴也。胸者肺之分也，胁者肝之分也，肝主升而肺主降，肺金不足则气不降，肝木有馀则气上逆，逆于肝肺之分，故在胸胁间也。茯苓入肺，气平则降，味甘可以缓肝，所以主之。脾为土，肺为金，脾肺上下相交，则五脏皆和，位一身之天地矣，若脾肺失中和之德，则忧恚惊邪恐悸，七情乖戾于胸，发不中节而为病。茯苓味甘和脾，气平和肺，脾肺和平，七情调矣。心下脾之分也，湿热在脾则结痛。湿热不除，则流入太阳而发寒热。郁于太阴而烦满。湿乘肺金而咳逆。茯苓甘平淡渗，所以能燥脾伐水清金，治以上诸症也。人身水道不通，则火无制，而口焦舌干矣，茯苓入肺，以通水道，下输膀胱，则火有去路，故止口舌干焦。水道通，所以又利小便也。肝者魂之居也，而随魂往来者神也，久服茯苓，则肺清肃，故肝木和平，而魂神安养也；不饥延年者，脾为后天之本，肺为元气之腑，脾健则不饥，气足则延年也。

制方：

白茯同人参、白术、甘草、陈皮、山药、扁豆、白芍，治脾虚。

同人参、白术、甘草、陈皮、半夏，名六君子汤，治咳而吐。

同二术、泽泻、车前、白芍、陈皮、木瓜、猪苓，治水肿。

同陈皮、半夏、甘草、人参、枳壳、川芎、白芍、归身、生地、前胡、葛根、桔梗、苏叶、生姜、大枣，名茯苓补心汤，治火郁心包痛而吐血咳逆。

茯　神

气平，味甘，无毒。主辟不祥，疗风眩风虚，五劳口干，止惊悸、多恚怒、善忘，开心益智，安魂魄，养精神。

茯神气平，禀天秋平之金气，入手太阴肺经；味甘无毒，得地中正之土味，入足太阴脾经。气平味和，降中有升，阴也。茯神味甘气平，得中正之气味，和脾肺，位一身之天地，所以能辟不祥也。诸风皆属肝木，木虚则风动而眩，其主之者，味甘性缓，可以益肝伤，气平清金，可以定风木也。五劳，五脏劳伤其神也，五劳神伤，则阴火动而口干矣。茯神甘平，安神，故止口干。惊悸多恚怒善忘，皆心肾不交，而肝木不宁之症。茯神气平益肺，肺气下降，则心亦下交，味甘益脾，脾气上升，则肾亦上交，盖天地位则水火宁，土金实则风木定，五行相制之道也。其开心益智者，皆气平益肺之功，肺益则水道通而心火有制，所以心神开朗而光明，肺益则金生肾水，所以伎巧出而智益也。肝者魂之居，肺者魄之处，茯神气平益肺，肺宁肝和，故安魂魄。精者阴之华，神者阳之灵，茯神味甘益脾，脾和则饮食纳，而精神得所养也。

制方：

茯神同沉香，丸，名朱雀丸，治心神恍惚。

专为末，艾汤服，治心孔有汗及心虚梦泄白浊。

松　花

气温，味甘，无毒。主润心肺，益气，除风，止血，亦可酿酒。

松花气温，禀天春和之木气，入足厥阴肝经；味甘无毒，得地中正之土味，入足太阴脾经。气味俱升，阳也。其主润心肺者，饮食入胃，脾气散精，输于心肺，松花味甘益脾，气温能行，脾为胃行其津液，输于心肺，所以润心肺也。益气者，气温益肝之阳气，味甘益脾之阴气也。风气通肝，气温散肝，所以除风。脾统血，味甘和脾，所以止血也。可酿酒者，清香芳烈，宜于酒也。

制方：

松花同山药、白芍、甘草、茯苓，治泄泻。

同红曲、山药、北味、肉苁蓉、白芍、杜仲，治肾泄。

专浸酒，治头旋脑肿。

山茱萸

气平，味酸，无毒。主心下邪气寒热，温中，逐寒湿痹，去三虫，久服轻身。去核。

山萸气平，禀天秋成之金气，入手太阴肺经；味酸无毒，得地东方之木味，入足厥阴肝经。气味俱降，阴也。心下脾之分也，脾之邪，肝木之邪也，肝木血少气亢，则克脾土，并于阳则热，并于阴则寒矣。山萸味酸入肝，益肝血而敛肝气，则心下之寒热自除也。山萸味酸收敛，敛火归于下焦，火在下谓之少火，少火生气，所以温中。山萸气平益肺，肺主皮毛而司水道，水道通调，则皮毛疏理，而寒湿之痹瘳矣。三虫者湿热所化也，湿热从水道下行，则虫亦去也。久服味过于酸，肝气以津，肝者敢也，生气生血之脏也，所以身轻也。

制方：

山萸同人参、五味、牡蛎、益智，治老人小便淋沥及遗尿。

同菖蒲、甘菊、生地、黄柏、五味，治肾虚耳聋。

同杜仲、牛膝、生地、白胶、山药，治肾虚腰痛。

同生地、山药、丹皮、白茯、泽泻、柴胡、白芍、归身、五味，名滋肾清肝饮，治水枯木亢之症。

同杜仲，治肝肾俱虚。

柏子仁

气平，味甘，无毒。主惊悸，益气，除风湿，安五脏，久服令人润泽美色，耳目聪明，不饥不老，轻身延年。

柏仁气平，禀天秋平之金气，入手太阴肺经；味甘无毒，得地中正之土味，入足太阴脾经；以其仁也，兼入手少阴心经。气升味和，阳也。心者神之舍也，心神不宁，则病惊悸，柏仁入心，惊者平之，气平，平惊悸也。益气者，气平益肺气，味甘益脾气，滋润益心气也。治风先治血，血行风自灭，柏仁味甘益脾血，血行风息而脾健运，湿亦下逐矣。盖太阴乃湿土之经也，五脏藏阴者也，脾为阴气之原，心为生血之脏，肺为津液之腑，柏仁平甘益阴，阴足则五脏皆安矣。久服甘平益血，令面光华；心为君主，主明则十二官皆安，耳目聪明矣；味甘益脾，不饥不老；气平益肺，轻身延年也。

制方：

柏仁同松仁、麻仁，治老人虚闭。

同白术、生地、枣肉，丸，治心脾虚。

酸枣仁

气平，味酸，无毒。主心腹寒热邪结气聚，四肢酸痛湿痹，久服安五脏，轻身延年。炒研。

枣仁气平，禀天秋敛之金气，入手太阴肺经；味酸无毒，得地东方之木味，入足厥阴肝经、手厥阴风木心包络经。气味俱降，阴也。心者胸膻之分，手厥阴心包络脉起之处，腹者中脘之分，足厥阴肝经行之地。心包络主热，肝主寒，厥阴主散，不能散则寒热邪结气聚矣。枣仁味酸入厥阴，厥阴和则结者散也。四肢者手足也，两厥阴经行之地也，酸痛湿痹，风湿在厥阴络也。枣仁味酸益血，血行风息，气平益肺，肺理湿行，所以主之也。心包络者，心之臣使也，代君行事之经也，肝者生生之脏，发荣之主也。久服枣仁，则厥阴阴足，所以五脏皆安；气平益肺，所以轻身延年也。

制方：

枣仁同茯神、远志、麦冬、石斛、五味、圆肉、人参，治惊悸。

同生地、白芍、麦冬、五味、圆肉、竹叶，治自汗。

同茯神、人参，治盗汗。

同人参、茯神、白术、甘草，治惊[1]悸不眠。

同知母、茯神、甘草，名酸枣仁汤，治虚烦不眠。

女贞子

气平，味苦，无毒。主补中，安五脏，养精神，除百疾，久服肥健，轻身不老。

女贞子气平，禀天秋收之金气，入手太阴肺经；味苦无毒，得地南方之火味，入手少阴心经。气味俱降，阴也。中者阴之守也，五脏者藏阴者也，女贞气平益肺，肺为津液之化源，所以补中而脏安也。心者神之居，肺者水之母，入心肺而益阴，阴足气充，气充神旺精生，所以主养精神也。气失其平则为病，女贞气平益肺，肺主气，气得其平，百病皆除矣。人身有形之皮肉筋骨，皆属阴者也，女贞平苦益阴，则肌肉自丰，筋骨自健也。心者生之本，其华在面，肺者气之源，气足则身轻，血华故不老也。

① 惊：原作“振”，疑误。

制方：

女贞同甘菊、生地、杞子、蒺藜，治目昏暗。

捣汁熬膏，埋地中七日，点风热赤眼。

肉　桂

气大热，味甘辛，有小毒。利肝肺气，心腹寒热冷疾，霍乱转筋，头痛腰痛，出汗，止烦，止唾，咳嗽，鼻齆[1]，堕胎，温中，坚筋骨，通血脉，理疏不足。宣导百药无所畏，久服神仙不老。

肉桂气大热，禀天真阳之火气，入足少阴肾经，补益真阳；味甘辛，得地中西土金之味，入足太阴脾经、手太阴肺经；有小毒，则有燥烈之性，入足阳明燥金胃、手阳明燥金大肠。气味俱升，阳也。肉桂味辛得金味，金则能制肝木，气大热，禀火气，火能制肺金，制则生化，故利肝肺气。心腹太阴经行之地，寒热冷疾者，有心腹冷疾而发寒热也，气热能消太阴之冷，所以愈寒热也。霍乱转筋，太阴脾经寒湿症也，热可祛寒，辛可散湿，所以主之。《经》云：头痛巅疾，过在足少阴肾经。腰者肾之腑，肾虚则火升于头，故头痛腰痛也，肉桂入肾，能导火归原，所以主之。辛热则发散，故能汗出。虚火上炎则烦，肉桂导火，所以主止烦也。肾主五液，寒则上泛，肉桂温肾，所以止唾。辛甘发散，疏理肺气，故主咳嗽鼻齆。血

① 齆（wèng）：因鼻孔堵塞而发音不清。

热则行，所以堕胎。肉桂助火，火能生土，所以温中。中者脾胃也，筋者肝之合也，骨者肾之合也，甘辛之味，补益脾肺，制则生化，所以充肝肾而坚筋骨也。其通血脉理疏不足者，热则阳气流行，所以血脉通而理疏密也。宣导百药无所畏者，藉其通行流走之性也。久服神仙不老者，辛热助阳，阳明故神，纯阳则仙而不老也。

制方：

肉桂同人参、炮姜、附子，治中寒腹痛。

同姜黄、枳壳、甘草、生姜、大枣，治左胁痛胀。

同当归、牛膝，治冬月产难、产门不开。

同黄柏、知母，丸，名滋肾丸，治小便不通。

桂　枝

气温，味辛，无毒。主上气咳逆，结气喉痹吐吸，利关节，补中益气，久服通神，轻身不老。

桂枝气温，禀天春和之木气，入足厥阴肝经；味辛无毒，得地西方润泽之金味，入手太阴肺经。气味俱升，阳也。肺为金脏，形寒饮冷则伤肺，肺伤则气不下降，而病上气咳逆矣。桂枝性温温肺，肺温则气下降，而咳逆止矣。结气喉痹吐吸者，痹者闭也，气结于喉，闭而不通，但吐而不能吸也。桂枝辛温散结行气，则结者散而闭者通，不吐而能吸也。辛则能润，则筋脉和而关节利矣。中者脾也，辛温则畅达肝气，而脾经受益，所以补中。益气者肺主气，肺温则真气流通而受益也。久服通神轻身不老者，久服则辛温助阳，阳气常伸而灵明，阳盛而身轻不老也。

制方：

桂枝同白芍、甘草、生姜、大枣，名桂枝汤，治中风。

同白芍、甘草、饴糖、生姜、大枣、黄芪，名黄芪建中汤，治阴血不足。

吴茱萸

气温，味辛，有小毒。主温中下气，止痛，除湿血痹，逐风邪，开腠理，咳逆寒热。泡焙用。

吴萸气温，禀天春和之木气，入足厥阴肝[①]经；味辛有小毒，得地西方燥烈之金味，入手太阴肺经。气味俱升，阳也。中者脾也，太阴经也，肺主气，亦太阴也，气温则肺令下行，而太阴亦暖，所以温中下气也。寒邪客于胸腹，则真气不通而痛矣，辛温则流行和散，所以止痛也。辛温暖肺，肺气通行，则水道通调，故又除湿。血泣则成痹，肝藏血，血温则活，故主血痹。辛温为阳，则能发散，故逐风邪。肺主皮毛而司腠理，辛温疏散，腠理自开。形寒饮冷则伤肺，肺伤则气不下降，而火反上逆，咳逆寒热之症生焉，吴萸辛温暖肺，肺气下降，而寒热咳逆之症自平也。

---

① 肝：原作“肺”，据卫生堂本改。

制方：

吴萸同人参、生姜、大枣，名吴萸汤，治呕涎头痛。

同陈皮、附子，治肾气上唠。

同川连、白芍，丸，治痢。

同炮姜末，汤服一钱，治食已吞酸。

同肉桂、炮姜，丸，名和中丸，治寒腹胀。

丁　香

气温，味辛。无毒。主温脾胃，止霍乱壅胀，风毒诸肿，齿疳䘌，能发诸香。

丁香气温，禀天春和之木气，入足厥阴肝经；味辛无毒，得地西方之金味，入手太阴肺经。气味俱升，阳也。丁香味辛入肺，芳香而温，肺太阴也，脾亦太阴，肺暖则太阴暖，而脾亦温，肺与大肠为表里，大肠属胃，所以主温脾胃也。霍乱，太阴寒湿症也，气壅而胀，肝邪乘土也，丁香辛温，能散太阴寒湿，平厥阴胀气，所以主之也。风气通肝，风毒诸肿，风兼湿，湿胜而肿也，丁香气温，可以散肝风，味辛可以消湿肿也。齿疳䘌，阳明湿热生虫也，太阴与阳明为一合。丁香辛温太阴，则太阴为阳明行湿热，而齿疳䘌愈也。能发诸香者，丁香气味辛温，而有起发之力也。

制方：

丁香同白蔻、藿香、陈皮、厚朴、砂仁，治寒霍乱。

同陈皮、姜汁糊丸，治小儿虚寒吐泻。

同半夏、姜汁，丸，治小儿寒湿吐泻不止。

蜀 椒

气温，味辛，有毒。主邪气咳逆，温中，逐骨节皮肤死肌，寒湿痹痛，下气，久服头不白，轻身增年。

蜀椒气温，禀天春暖之木气，入足厥阴肝经；味辛有毒，得地西方酷烈之金味，入手太阴肺经。气味俱升，阳也。其主邪气咳逆者，气温入肝，可以散邪，味辛入肺降气，可以止咳逆也。中者太阴脾也，蜀椒入肺，肺亦太阴，肺温脾亦温也。骨节皮肤肝肺之合也，蜀椒气温可以散寒，味辛可以祛湿，所以主死肌痹痛也。肺主气，肺温则下降之令行，所以下气。久服辛温活血，发者血之馀，所以头不白也；辛温益阳，阳气充盛，所以身轻增年也。

制方：

蜀椒炒去汗，捣取红末一斤，生地取自然汁煎至一升，和椒末，丸，名椒红丸，治元脏伤惫。

同苍术醋糊丸，治飧[1]泄不化。

椒目 同巴豆、菖蒲、松脂、黄蜡为梃[2]，纳耳中，一日一易，治耳聋神效。

---

① 飧：原作“餐”，疑误。

② 梃（tǐng 挺）：棍棒。

沉　香

气微温，味辛，无毒。疗风水毒肿，去恶气。

沉香气微温，禀天初春之木气，入足少阳胆经、足厥阴肝经；味辛无毒，得地西方之金味，入手太阴肺经。气味俱升，阳也。沉香辛温而香燥，入肝散风，入肺行水，所以疗风水毒肿也，风水毒肿，即风毒水肿也。肺主气，味辛入肺，而气温芳香，所以去恶气也。

制方：

沉香同人参、菖蒲、远志、茯神、枣仁、生地、麦冬，治思虑伤心。

同木香、藿香、砂仁，治中恶腹痛、辟恶气。

同苏子、橘红、枇杷叶、白蔻、人参、麦冬，治胸中气逆。

乌　药

气温，味辛，无毒。主中恶心腹痛，蛊毒，疰忤鬼气，宿食不消，天行疫瘴，膀胱肾间冷气攻冲背膂，妇人血气，小儿腹中诸虫。

乌药气温，禀天春暖之木气，入足厥阴肝经；味辛无毒，得地西方之金味，入手太阴肺经。气味俱升，阳也。肺者手太阴经，主气合皮毛而为外固者也，肺气不虚则外邪无从而入，正气不伤则外邪不能为害，心腹太阴经行之地，中恶而心腹痛，太阴正气不能祛邪也。乌药味辛而温，温能行，辛能散，所以主之。辛温为阳，阳能破阴，故主蛊毒疰忤鬼气也。饮食入胃，散精于肝，肝之能散，全赖辛温之阳以行之也，乌药辛温助肝，所以消食。疫瘴之邪，皆因湿热酿成，辛温条达，可消湿热抑塞之气，所以主之。膀胱肾间冷气，寒水之气也，攻冲背膂，从阴位来而犯阳也。乌药辛温助阳，阳之所至，阴寒自退，且背膂太阴肺所主也。气温入肝，肝藏血，味辛入肺，肺主气，辛温走泄，所以主妇人血气凝滞也。小儿腹中诸虫，皆湿热所化，辛温则具上达下泄之性，所以能去诸虫也。

制方：

乌药同人参、沉香、槟榔，各磨汁，名四磨汤，治七情郁结，上气喘息。

同沉香、人参、甘草末，名乌沉散，治一切气、一切冷、一切痛及中恶吐泻转筋，疰忤鬼气疫瘴。

降真香

气温，味辛，无毒。烧之，辟天行时气，宅舍怪异。小儿带之，辟邪恶气。

降香气温，禀天春和之木气，入足厥阴肝经；味辛无毒，得地西方之金味，入手太阴肺经。气味俱升，阳也。烧之，能降天真气，所以辟天行时气、宅舍怪异也。小儿带之，能辟恶气者，气温味辛，辛温为阳，阳能辟恶也。色红味甜者佳。

制方：

降香同白芍、甘草、北味、丹皮、白茯、生地，治怒气伤肝吐血。

多烧，能祛狐媚。

为末，治刀伤血出不止。

苏方木

气平，味甘咸，无毒。主破血，产后血胀闷欲死者。水煮五两，取浓汁服。

苏木气平，禀天秋降之金气，入手太阴肺经；味甘咸无毒，得地中北土水之味，入足太阴脾经、足少阴肾经。气味降多于升，阴也。味甘入脾，脾统血，味咸走血，所以破血也。产后血胀闷，煮汁五两服，破血之功也。

制方：

苏木同泽兰、生地、人参、小便、益母、牛膝、黑豆，治产后血晕。

同人参，名参苏饮，治产后气喘、面黑欲死。

蔓荆子

气微寒，味苦，无毒。主筋骨间寒热湿痹拘挛，明目坚齿，利九窍，去白虫，久服轻身耐老。

蔓荆子气微寒，禀天冬寒之水气，入足少阴肾经、足太阳寒水膀胱经；味苦无毒，得地南方之火味，入手少阴心经。气味俱降，阴也。太阳寒水，主筋所生之病，而骨者肾之合也，蔓荆寒可清热，苦可燥湿，湿热攘，则寒热退而拘挛愈矣。气寒壮水，味苦清火，火清则目明，水壮则齿坚，齿乃肾之馀也。九窍者，耳目鼻各二，口大小便各一也，苦味清火，所以九窍皆利也。白虫湿热所化，苦寒入膀胱以泻湿热，所以去白虫也。久服轻身者祛湿之功；耐老者壮水之力也。

制方：

蔓荆子同甘菊、荆芥、黄芩、乌梅、芽茶、白蒺藜、川芎、黑豆、土茯苓，治偏正头风、目将损者。

桑 皮

气寒，味甘，无毒。主伤中，五劳六极，羸瘦崩中绝脉，补虚益气。焙。

桑皮气寒，禀天冬寒之水气，入足少阴肾经；味甘无毒，得地中正之土味，入足太阴脾经。气降味和，阴也。中者中州脾也，脾为阴气之原，热则中伤，桑皮甘寒，故主伤中。五劳者，五脏劳伤真气也，六极者，六腑之气虚极也，脏腑俱虚，所以肌肉削而羸瘦也。其主之者，桑皮甘以固脾气而补不足，寒以清内热而退火邪，邪气退而脾阴充，脾主肌肉，自然肌肉丰而劳极愈矣。崩中者血脱也，脉者血之腑，血脱故脉绝不来也，脾统血而为阴气之原，甘能益脾，所以主崩中绝脉也。火与元气，势不两立，气寒清火，味甘益气，气充火退，虚得补而气受益矣。

制方：

桑皮同白芍、苡仁、木瓜、白茯、陈皮、赤小豆，治水肿如神。

同白芍、沙参、杞子、黄芪、甘草、北味，治虚劳。

同糯米末，米饮下，治吐血咳嗽。

桑皮一味，治皮水。

桑　叶

气寒，味苦甘，有小毒。主除寒热，出汗。

桑叶气寒，禀天冬寒之水气，入足太阳寒水膀胱经；味苦甘有小毒，得地中南火土之味，而有燥湿之性，入手少阴心经、足太阴脾经。气味降多于升，阴也。太阳者行身之表，而为一身之外藩者也，太阳本寒标热，所以太阳病则发寒热。桑叶入太阳，苦能清，甘能和，故除寒热。汗者心之液，得膀胱气化而出者也，桑叶入膀胱，而有燥湿之性，所以出汗也。

制方：

桑叶同黄芪、归身，治血虚身热无汗。

同附子、黄芪，治里气虚寒，表邪未尽。

同芝麻，丸，名桑麻丸，治血痹。

槐　花

气平，味甘，无毒。主五痔，心痛，眼赤，杀腹脏虫及皮肤风热，肠风泻血，赤白痢，并炒研用。

槐花气平，禀天秋凉之金气，入手太阴肺经；味苦无毒，得地南方之火味，入手少阴心经。气味俱降，阴也。肺与大肠为表里，五痔大肠之火症也，槐花味苦清心，所以主之。火郁于心则痛，气平能清，味苦能泄，所以主之也。眼赤，肝有实火也，实则泻其子，味苦清心，心乃肝之子也。腹太阴经行之地，脏即大肠，肺之合也，味苦可以杀虫，所以主之也。皮肤肺之合也，平能清风，苦能泄热，所以主之。肠风下血，大肠火也，赤白痢，大肠湿热也，味苦者能清，所以并炒研服也。

制方：

槐花同荆芥，治下血。

同牡蛎末，治白带。

黄　柏

气寒，味苦，无毒。主五脏肠胃中结热，黄疸，肠痔，止泄痢，女子漏下赤白，阴伤蚀疮。盐水炒。

黄柏气寒，禀天冬寒之水气，入足少阴肾经；味苦无毒，得地南方之火味，入手少阴心经。气味俱降，阴也。五脏六腑，心为君主，心属火，结热，火气结也，味苦泄热，所以主之。黄疸，胃经湿热之症；肠痔，大肠火结之病；泄利，大肠湿热之症。其主之者，黄柏入肾，肾者胃之关，大肠肾所主也，气寒能清，味苦能燥，故治以上诸症也。漏下赤白，胎漏下血及赤白带也，一因血热妄行，一因湿热下注，黄柏入肾，寒能清热，苦可燥湿，所以主之。阴阳蚀疮，阴户伤蚀成疮也，诸疮皆属心火，其主之者，苦寒泻火也。

制方：

黄柏同知母，滋阴降火。

同茅术，除湿清热，治痿要药。

同细辛，泻膀胱火。

用蜜炙成末，煨大蒜，丸，治妊娠下痢白色。

同木瓜、白茯、二术、石斛、生地，治痿。

同白芍、甘草，治火热腹痛。

山栀仁

气寒，味苦，无毒。主五内邪气，胃中热气，面赤酒疱齇鼻，白癞赤癞，疮疡。炒黑用。

山栀气寒，禀天冬寒之水气，入足太阳寒水膀胱经；味苦无毒，得地南方之火味，入手少阴心经。气味俱降，阴也。五内者，五脏之内也，五脏为阴，其邪气乃阳邪也，山栀苦寒清阳，所以主之。胃为阳明，胃中热气，燥热之气也，气寒，禀冬寒之水气，所以除燥热也。心主血，其华在面，面赤色，心火盛也，苦味清心，所以主之。鼻属肺，肺为金，金色白，心火乘肺，火色赤，故鼻红，成酒疱齇鼻，其主之者，入心清火也。癞者麻皮风也，膀胱主表，心火郁于膀胱寒水经，则湿热成癞也，白者湿也，赤者火也，山栀入心与膀胱，苦寒可以燥湿热，所以主之也。疮疡皆属心火，苦寒清心，故主疮疡也。

制方：

栀子同桑皮、黄芩、甘草、桔梗、五味、干葛，治酒齇鼻。

同连翘、麦冬、竹叶、灯心、川连、甘草，泻心经有馀之火。

琥　珀

气平，味甘，无毒。主安五脏，定魂魄，杀精魅邪气，消瘀血，通五淋。

琥珀气平，禀天秋平之金气，入手太阴肺经；味甘无毒，得地中正之土味，入足太阴脾经。气味降多于升，阴也。色赤专入血分，五脏藏阴者也，血有所凝，则五脏为之不安，琥珀甘平和血，故安五脏也。随神往来者谓之魂，并精出入者谓之魄，魄阴而魂阳也。琥珀气平入肺，肺主气，味甘入脾，脾统血，质坚有镇定之功，所以入肺脾而定魂魄也。魂魄定则神气内守，而精魅邪鬼不得犯之，所以云能杀鬼魅也。气平则通利，味甘则缓中，所以能消瘀血也。气平入肺，肺通水道，所以治五淋。

制方：

琥珀同乳香、没药、延胡索、干漆、鳖甲，为末，治产后血晕。

同丹砂、滑石、竹叶、木通、麦冬，治心火小便闭。

猪　苓

气平，味甘，无毒。主痎疟[①]，解毒蛊疰不祥，利水道，久服轻身耐老。

猪苓气平，禀天秋凉之金气，入手太阴肺经；味甘无毒，得地中正之土味，入足太阴脾经。气味降多于升，阴也。其主痎疟者，盖主太阴呕吐之湿疟也，猪苓入脾肺以化气，则湿行而疟止也。蛊疰不祥，皆湿热之毒，甘平渗利，所以主之。肺主气，气平益肺，肺气化及州都，则水道利，所以利水。久服则味甘益脾，脾统血，血旺故耐老；气平益肺，肺主气，气和故身轻也。

制方：

猪苓同白茯、泽泻、滑石、阿胶，名猪苓汤，治伤寒口渴及呕而思水。

枳　实

气寒，味苦，无毒。主大风在皮肤中如麻豆苦痒，除寒热结，止痢，长肌肉，利五脏，益气轻身。麸炒。

枳实气寒，禀天冬寒之水气，入手太阳寒水膀胱经、手太阳寒水小肠经；味苦无毒，得地南方之火味，入手少阳相火三焦。气味俱降，阴也。太阳主表，经行身表，为外藩者也，大风在皮肤中如麻豆苦痒者，皮毛患大麻风也，其主之者，枳实入太阳，苦寒清湿热也。小肠为寒水

① 痎疟：疟疾的通称。亦指经年不愈的老疟。

之经，丙火之腑，寒热结者，寒热之邪结于小肠也，其主之者，苦以泄结也。小肠为受盛之腑，化物出焉，受物不化，则滞而成痢，枳实苦寒下泄，所以止痢。太阴脾主肌肉，乃湿土之脏也，土湿则脾困，而肌肉不生，枳实入小肠膀胱，苦寒清湿热，所以脾土燥而肌肉长也。三焦人身一大腔子也，苦寒清三焦之相火，火息则阴足，而五脏皆安也。益气者，枳实泄滞气，而正气受益也。轻身者，邪去积消，则正气流通而身轻也。

制方：

枳实同白术，名枳术汤，治心下坚、水饮痞满。

同白芍，治产后腹大满痛。

同川芎、甘草，治左胁痛胀。

枳　壳

气微寒，味苦酸，无毒。主风痒麻痹，通利关节，劳气咳嗽，背膊闷倦，散留结胸膈痰滞，逐水消胀满，大肠风，安胃止风痛。麸炒。

枳壳气微寒，禀天初冬寒水之气，入足太阳寒水膀胱经、手太阳寒水小肠经；味苦酸无毒，得地东南木火之味，入足少阳相火胆经、手厥阴风木心包络经。气味俱降，阴也。太阳经行身表，附皮毛而为卫者也，太阳为寒水，风入寒水，则风湿相搏，风痒麻痹矣，其主之者，酸可治风，苦可燥湿也。关节皆筋束之，太阳主筋所生病，苦寒清湿热，故利关节也。劳则伤少阳之气，于是相火刑金而咳嗽矣，枳壳味酸可以平少阳，味苦可以泻相火，火息木平而咳止矣。背膊，太阳经行之地，火热郁于太阳，则背膊闷倦，苦寒下泄，可以泻火热也。手厥阴经起于胸中，厥阴为相火，火炎胸中，则痰涎滞结，枳壳寒可清火，苦可以泄胸膈之痰也。入小肠膀胱而性寒苦，故可以逐水消胀满。风为阳邪，入大肠阳经，两阳相烁，则血热下行，而为肠风，心包乃风木之经，代君行事而主血，枳壳清心包之火，可以平风木而治肠风。胃为燥金，味苦能燥，所以安胃。《经》云：味过于苦，胃气乃厚。益以苦能泄也，风入太阳，气壅而痛，枳壳味苦能泄，所以止痛也。

制方：

枳壳同人参、麦冬，治气虚大便不快。

同川芎、归身、生地、白芍、秦艽，治肠风下血。

槟　榔

气温，味苦辛涩，无毒。主消谷，逐水，除痰癖，杀三虫伏尸，疗寸白。

槟榔气温，禀天春升之木气，入足厥阴肝经；味苦辛涩无毒，得地南火西金之燥味，入手少阴心经、足阳明燥金胃经、手阳明燥金大肠经。气味降多于升，阴也。足阳明为水谷之海，气温则行，味辛则散，故主消谷逐水。手阳明为传导之官，消化不尽，则水谷留滞，变成痰癖，槟榔温辛，具消谷之才，苦泄有下降之德，所以主之也。三虫伏尸寸白，皆湿热所化之虫也，辛则散，涩则燥，苦则杀虫，故主以上诸虫也。

制方：

槟榔同川连、扁豆、莲肉、橘红、红曲、白芍、乌梅、葛根、枳壳，治痢下后重。

同雷丸、使君子、白芜荑、芦荟、肉蔻、胡黄连，治小儿疳蛔。

同楝根、鹤虱、锡灰、苡仁根、贯众、乌梅，治一切寸白虫。

同茅术、草果、青皮、甘草，治瘴疟。

厚朴

气温，味苦，无毒。主中风伤寒头痛，寒热惊悸，气血痹，死肌，去三虫。姜汁炒。

厚朴气温，禀天春升之木气，入足厥阴肝经；味苦无毒，得地南方之火味，入手少阴心经。气味升多于降，阳也。《难经》云：伤寒有五，中风、伤寒、湿温、热病、温病是也。中风伤寒者，中风症也，风气通肝，肝脉与督脉会于巅，风为阳邪而伤上，所以头痛，其主之者，厚朴入肝温散也。寒热惊悸者，病寒热而惊悸也，心虚则悸，肝虚则惊，厚朴气温可以达肝，味苦可以清心也。肝藏血，心主血，血凝泣则成痹，苦可以泄，温可以行，故主血痹。死肌者，亦血泣而皮毛不仁麻木也，苦泄温行，故亦主之。三虫湿所化也，味苦燥湿，可以杀虫，所以去虫也。

制方：

厚朴同槟榔、木香、川连、滑石、陈皮、甘草，治痢初起。

同白术、人参、白茯、白芍，治腹胀。

同生姜、陈皮、藿香、砂仁、半夏，治胃寒呕逆。

竹 部

竹 叶

气大寒，味甘平，无毒。主胸中痰热，咳逆上气。

淡竹叶气大寒，禀天冬寒之水气，入足少阴肾经；味甘平无毒，得地中央燥土之味，入足阳明燥金胃土。气味俱降，阴也。足少阴之脉，其支者注胸，少阴肾主五液，水泛成痰，痰滞胸中则热，其主之者，寒可清也。阳明胃气本下行，气逆而上，则熏肺而咳，竹叶寒可清胃，甘平可以下气也。

制方：

竹叶同陈皮，治上气发热。

同石膏、知母、甘草、麦冬，名竹叶石膏汤，治壮热口渴。

竹 茹

气微寒，味甘，无毒。主呕哕，温气寒热，吐血崩中。

竹茹气微寒，禀天初冬寒水之气，入足太阳寒水膀胱经；味甘无毒，得地中正之土味，入足太阴脾经。气味降多于升，阴也。太阳者寒水经也。冬日燥热，则太阳阴精不藏，感天燥热之气，至春木令则为病温，火性炎上，故多呕哕，病在太阳，故发寒热。竹茹气寒可以祛温火，味甘可以缓火炎，所以主之也。脾统血，血热妄行，非吐即崩，其主之者，甘寒可以清热也。

制方：

竹茹同麦冬、半夏、甘草、生姜，治呕哕。

同木瓜、陈皮、麦冬、枇杷叶、人参、芦根汁、石斛，治胃热呕哕。

同花粉，治病后大热搐。

竹　沥

气大寒，味甘，无毒。疗暴中风，风痹，胸中大热，止烦闷消渴劳复。

竹沥气大寒，禀天冬寒之水气，入足少阴肾经；味甘无毒，得地中正之土味，入足太阴脾经。气味降多于升，阴也。暴病皆属于火，火炽风生，以致僵仆或偏痹不仁，竹沥甘寒，可以清热缓急，所以主之。胸中者，太阴脾经行之地，脾阴虚，则胸中大热矣，甘寒清热，所以主之。肾者水也，心者火也，水不制火，则心中烦闷而消渴矣，其主之者，甘寒可以壮水而清火也。劳复者，伤寒热病愈后，劳碌而复热也，其主之者，亦以甘寒能更清耳。

制方：

竹沥同姜汁，治中风及小儿狂语。

同生地、麦冬、花粉、石斛、苏梗、北味，治暴中风。

同桔梗、甘草、麦冬，治肺痿咳嗽。

果部

莲子

气平涩，味甘，无毒。主补中，养神，益气力，除百疾，久服轻身耐老，不饥延年。去心炒。

莲子气平涩，禀天秋收之金气，入手太阴肺经；味甘无毒，得地中正之土味，入足太阴脾经；以其仁也，兼入手少阴心经。气味升多于降，阳也。脾者五脏之中也，甘平益脾，所以补中。心者神之居也，芳香清心，所以养神。脾为万物之母，后天之本，肺主周身之气，先天之源，甘平益脾肺，所以益气力。心为十二官之主，主安则十二官俱安，而百病皆除也。久服轻身耐老者，益气和血之功；不饥延年者，补脾养神之力也。

制方：

石莲子蒸熟，蜜丸，不饥，清心宁神。

同白茯，治遗精。

同川连、木香、陈米，治噤口痢。

同川连、白芍、扁豆、葛根、升麻、红曲、甘草、滑石、乌梅，丸，治痢如神。

同马豆，末，治脾虚不食。

陈　皮

气温，味苦辛，无毒。主胸中瘕热逆气，利水谷，久服去臭，下气通神。

陈皮气温，禀天春升之木气，入足厥阴肝经；味苦辛无毒，得地南西火金之味，入手少阴心经、手太阴肺经。气味升多于降，阳也。胸中者肺之分也，肺主气，气常则顺，气变则滞，滞则一切有形血食痰涎，皆假滞气而成瘕，瘕成则肺气不降而热生焉。陈皮辛能散，苦能泄，可以破瘕清热也，苦辛降气，又主逆气。饮食入胃，散精于肝，温辛疏散，肝能散精，水谷自下也。肺主降，苦辛下泄，则肺金行下降之令，而下焦臭浊之气，无由上升，所以去臭而下气也。心为君主，神明出焉，味苦清心，味辛能通，所以通神也。

制方：

陈皮留白和中，去白消痰理气。

同术，补脾。

同甘草，补肺。

同补气药补气，同破气药破气，同消痰药去痰，同消食药化食，各从其类，以为用也。

同人参、首乌、桂枝、归身、姜皮，治三日疟寒多。

同白蔻、生姜、藿香、半夏，治寒痰。

同白茯、甘草、半夏，名二陈汤，治痰症。

同生姜，治哕。

同藿香，治霍乱吐泻。

用姜汁焙末，同枣煎，治脾疟。

去白为末，麝香调酒下，治乳痈初发。

盐汤泡，刮去白，同甘草，丸，治痰涎上泛。

同白术，丸，名宽中丸，治脾虚胀满、不思饮食。

青　皮

气温，味辛苦，无毒。主气滞[1]，下食，破积结及膈气。

青皮气温，禀天春和之木气，入足厥阴肝经；味辛苦无毒，得地西南金火之味，入手太阴肺经、手少阴心经。气味升多于降，阳也。其主气滞者，味辛入肺，肺主气，而辛温能通也。下食者，饮食入胃，散精于肝，气温入肝，肝能散精，食自下也。辛能散，温能行，积者破而结者解矣。肝主升，肺主降，升而不降，气膈于右，降而不升，气膈于左，温可达肝，辛苦泄肺，则升降如而膈气平矣。

---

① 滞（tì 替）：滞留。

制方：

青皮同人参、鳖甲，治疟母。

同枳壳、肉桂、川芎，治左胁胀满痛。

大　枣

气平，味甘，无毒。主心腹邪气，安中，养脾气、平胃气，通九窍，助十二经，补少气少津液，身中不足，大惊，四肢重，和百药，久服轻身延年。

大枣气平，禀天秋收之金气，入手太阴肺经；味甘无毒，得地中正之土味，入足太阴脾经。气味升多于降，阳也。心腹者，太阴经行之地也，邪之所凑，其气必虚，阴阳形气不足者，宜调以甘药，大枣味甘，可以调不足，故主心腹邪气。外为阳，内为阴，阴和则中安，甘平益阴，所以安中。脾者阴气之原也，胃者阳气之原也，甘平益阴，故养脾气。阴和则阳平，故平胃气。中气不足，则九窍不通，甘能满中，中气足，九窍通也。十二经者，三阴三阳也，脾胃者，阴阳之原也，大枣养脾气、平胃气，则十二经无不助矣。肺主气而生津液，气平益肺，所以主少气少津液也。肺主一身之气，脾统一身之血，甘平益脾肺，身中气血和，自无不足之症矣。血气足则神安，所以定大惊。脾主四肢，味甘益脾，脾气充，四肢自轻。甘平解毒，故和百药。肺气充，脾血足，所以轻身延年也。

制方：

大枣同小麦、甘草，名甘草小麦汤，治妇人脏燥，无故悲啼。

芡 实

气平涩，味甘，无毒。主湿痹，腰脊膝痛，补中，除暴疾，益精气，强志，令耳目聪明，久服轻身不饥，耐老神仙。炒。

芡实气平涩，禀天秋收之金气，入手太阴肺经；味甘无毒，得地中正之土味，入足太阴脾经。气味降多于升，阴也。脾为湿土而统血，湿邪伤于下，则走腰脊膝，致血泣而成痹。芡实甘平，则益脾肺，肺通水道则湿行，脾和则血活，而痹者瘳矣。中者脾也，味甘益脾，故能补中。暴疾多属于火，得水之精者，多能抑火，芡实味甘属土，而生于水，所以制火而主暴疾。肾藏精，肺为金而肾为水，气平益肺，肺气旺则生精，金生水也。味甘益脾，脾气升，气平益肺，肺气降，升降如，则天清地宁，养之以刚大，而志强矣。味甘益脾，脾统血，目得血则明，耳得血则聪，故令耳目聪明也。久服气平益肺，肺气充则身轻；味甘益脾，脾血旺耐老不饥也；肺脾气血充足，神仙有自来矣。

制方：

芡实同金樱子，丸，补下元虚。

同白茯、秋石、莲肉、枣肉，丸，治便数遗精。

木 瓜

气温，味酸，无毒。主湿痹脚气，霍乱大吐下转筋不止。

木瓜气温，禀天春和之木气，味酸无毒，得地东方之木味；气温升达，味酸收敛，一直一曲，曲直为木，入足厥阴肝经。气味降多于升，阴也。肝主筋，湿伤筋，筋挛则痹，木瓜温能散湿，酸能舒筋，故主湿痹。脚气者湿侵肝络也，酸能滋肝，温能散湿，故亦主之。霍乱大吐下转筋不止者，肝属木，木邪乘土，上吐下泄，肝主筋，筋热短缩而为之转也，木瓜入土以泻木，木平筋自舒，所以主之也。

制方：

木瓜同桑皮、大枣，治霍乱转筋。

同归身、牛膝、石斛、续断、白芍、陈皮，治血虚转筋。

同苡仁、白茯、白术、五加皮、石斛、萆薢、黄柏，治脚气。

专为末，治杨梅结毒。

乌　梅

气平，味酸，无毒。主下气，除热烦满，安心，止肢体痛，偏枯不仁，死肌，去青黑痣，蚀恶肉。

乌梅气平，禀天秋收之金气，入手太阴肺经；味酸无毒，得地东方之木味，入足厥阴肝经。气味俱降，阴也。肺主气，气平则降，所以下气。肝属木，木枯火炎逆于胸中，则热而烦满，乌梅味酸，能收浮热，吸气下行，所以止烦满也。心者火也，木之子也，味酸气平，能平肝木，木和心自安也。肢体属脾，脾为土，肝木克土则痛，味酸则敛，所以止痛。肝藏血，血枯则偏枯不仁死肌矣，味酸益肝血，血和则润不仁，死肌愈也。去青黑痣及蚀恶肉，酸收之味，外治能消痣与恶①肉也。

制方：

乌梅作汤，治火炎头痛。

同豆豉、甘草、生姜、童便，治劳疟。

同川连，丸，治赤痢。

专烧灰，敷治胬肉。

枇杷叶

气平，味苦，无毒。主卒啘不止，下气。火炙，刷尽毛。

枇杷叶气平，禀天秋收之金气，入手太阴肺经；味苦无毒，得地南方之火味，入手少阴心经。气味俱降，阴也。暴病属火，火炎上逆，啘②而不止，啘者哕也，味苦清心火，所以主之。肺主气，气热则上逆，气平降肺气，所以下气也。

制方：

枇杷叶同麦冬、五味、白芍、甘草，治卒啘不止。

同苏梗、前胡、丹皮、花粉、五味、木瓜，治气逆

① 恶：原脱，据文义补。

② 啘（yuē 约）：古同“哕”，干呕。

不下。

龙眼肉

气平，味甘，无毒。主五脏邪气，安志厌食，除蛊毒，去三虫，久服强魂聪明，轻身不老，通神明。

圆肉气平，禀天秋平之金气，入手太阴肺经；味甘无毒，得地中正之土味，入足太阴脾经。气味降中有升，阴也。脾者五脏之原也，邪之所凑，其气必虚，圆肉味甘益脾，脾健运则五脏皆充，而邪气不能容矣。肾藏志，肾者水脏也，圆肉气平益肺，肺金生肾水，水滋而志安。味甘益脾，脾补则食自进。甘能解毒，故除蛊。三虫湿热所化也，气平益肺，肺金脏也，肺益则清肃之令行，水道通湿热下逐，而虫去矣。久服气平益肺，味甘益脾，脾主一身之血，肺主一身之气，气足生精，而阴气独强，心肝肾俱滋矣，肝藏魂，肝滋血藏，故魂强而目明；肾滋水旺，则身轻而耳聪；心滋血润，血色华面，所以不老；心灵通达，所以神明也。

制方：

圆肉同生地、天冬、麦冬、丹参、柏仁、远志、莲肉、五味、茯神、人参，补心安神。

山楂子

气冷，味酸，无毒。煮汁服，止水痢。沐头洗身，治疮痒。

山楂气冷，禀天秋凉之金气，入手太阴肺经；味酸无毒，得地东方之木味，入足厥阴肝经。气味俱降，阴也。饮食入胃，散精于肝，肝不散精，则滞而成痢，山楂味酸益肝，肝能散精，则滞下行，气冷益肺，肺气通调，则水谷分而痢止矣。沐头者，山楂消滞能去垢也，皮毛者肺之合也，疮痒肺热也，气冷清肺，所以洗之也。

制方：

山楂同矾红、川连、红曲，消肉积。

同红曲、麦芽、陈皮、白术、肉果、厚朴、砂仁，消食积。

同小茴丸，治疝气。

杏　仁

气温，味甘有小毒。主咳逆上气，雷鸣喉痹，下气，产乳，金疮，寒心奔豚。汤泡去皮尖双仁者，大毒勿用。

杏仁气温，禀天春和之木气，入足厥阴肝经；味甘，得地中正之土味，入足太阴脾经；杏果本苦，且属核仁而有小毒，则禀火性，入手少阴心经。气味俱升，阳也。肺为金脏，气上逆乘肺则咳，肺苦气逆，急食苦以泄之，杏仁苦而下泄，所以止咳也。火结于喉，闭而不通，则为喉痹，雷鸣者，火结痰壅声如吼也，杏仁温能散结，苦能下泄，甘可缓急，所以主之也。杏仁味苦制肺，制则生化，则肺金下行，所以下气。肝藏血，血温则流行，故主产乳。血既流行，疮口亦合，故又主金疮也。心阳虚，则寒水之邪自下，如豚上奔冲犯心君矣，故为寒水奔豚，其主之者，杏仁禀火土之气味，能益心阳而伐水邪也。杏本有小毒，若双仁则失其常，所以能杀人也。

制方：

杏仁同白芍、甘草、北味、苏梗、百合、款冬，治火逆气喘。

专一味，消狗肉积。

桃　仁

气平，味苦甘，无毒。主瘀血，血闭，癥瘕，邪气，杀小虫。双仁者大毒。

桃仁气平，禀天秋收之金气，入手太阴肺经；味苦甘无毒，得地中南火土之味，入手少阴心经、足太阴脾经。气味降多于升，阴也。心主血，脾统血，血者阴也，有形者也，周流乎一身，灌溉乎五脏者也，一有凝滞，非瘀即闭矣，至有形可征即成癥，假物成形则成瘕，盖皆心脾不运故也。桃仁甘以和血，苦以散结，则瘀者化，闭者通，而积者消矣。桃为五木之精，能镇辟不祥，所以主邪气。禀火之苦味，所以杀小虫也。

制方：

桃仁同大黄、朴硝、甘草、桂枝，名桃仁承气汤，治蓄血。

卷　四

金石部

铁　衣

气平，味辛甘，无毒。主风热恶疮疡、疽疮、痂疥，气在皮肤中。醋炒研。

铁衣气平，禀天秋降之金气，入手太阴肺经；味辛甘无毒，得地金土之味，入足阳明燥金胃土。气味降多于升，性重色黑，阴也。肝为风木，风热疮疽痂疥，肝火症也，气平可以平肝，味甘可以缓热，所以主之也。皮肤者肺之合也，气在皮中，气不敛也，其主之者，气平可以敛气也。《素问》用铁落治狂，狂者肝木之症，故取金气以制之也。

制方：

铁衣同白芍、甘草、丹皮、杞子、牛蒡、茯神、木瓜、远志，治狂症。

同白芍、北味、炮姜、杞子、肉桂、甘草，治小儿惊风。

朱　砂

气微寒，味甘，无毒。主身体五脏百病，养精神，安魂魄，益气明目，杀精魅邪恶鬼，久服通神明不老。水飞。

丹砂气微寒，禀天初冬寒水之气，入足少阴肾经；味甘无毒，得地中正之土味，入足太阴脾经；色赤而生水银，入手少阴心经。盖心乃火脏而藏阴者也，气味降多于升，质重味薄，阴也。心肾者，人身之水火也，天地之用在于水火，水火安则人身天地位矣。丹砂色赤质重，可以镇心火，气寒可以益肾水，水升火降，心肾相交，身体五脏之病皆愈也。心者生之本，神之居也，肾者气之源，精之处也，心肾交，则精神交相养矣。随神往来者谓之魂，并精出入者谓之魄，精神交养，则魂魄自安。味甘益脾，脾为后天，气者得于天，充于谷，后天纳谷，所以益气。心病多舍于肝，心火不炎，则肝血上奉，故又明目也。色赤具南方阳明之色，阳明能辟阴幽，所以杀精魅邪恶鬼也。久服通神明不老者，心之所藏者神明，久服丹砂，则心火清，火清则血充，故虚灵不昧，光彩华面也。

制方：

丹砂一两，同人参、茯神、甘草各二钱，山药、马豆各四钱，青黛、僵蚕各一钱，冰片一分，丸，名安神丸，治小儿惊症。

同生地、当归、白茯、甘草、川连，名朱砂安神丸，安神清热。

芒　硝

气寒，味苦，无毒。主五脏积热，胃胀闭，涤去蓄结饮食，推陈致新，除邪气，炼之如膏，久服轻身。

芒硝气寒，禀天冬寒之水气，入手太阳寒水小肠经；味苦无毒，得地南方之火味，入手少阳相火三焦经。气味俱降，阴也。其主五脏积热胃胀闭者，五脏本为藏阴之经，阴枯则燥，而火就之，则热积于脏而阳偏盛矣，阳者胃脘之阳，阳偏盛，故胃胀而闭塞也。其主之者，芒硝入三焦，苦寒下泄，水谷之道路通，而胀者平矣。小肠为受盛之官，化物出焉之腑，小肠燥热，则物受而不化，饮食蓄结于肠矣。芒硝入太阳，苦寒下泄，咸以软坚，则陈者下而新者可进也。除邪气者，苦寒治燥热之邪气也。炼之如膏，久服轻身者，指三焦小肠有实积者言也，盖积去身自轻也。

制方：

芒硝同大黄、枳实、厚朴，名承气汤，治胃实积聚。

滑　石

气寒，味甘，无毒。主身热泄澼，女子乳难，癃闭，利小便，荡胃中积聚寒热，益精气，久服轻身，耐饥长年。水研飞。

滑石气寒，禀天冬寒之水气，入足太阳寒水膀胱经、手太阳寒水小肠经；味甘无毒，得地中正之土味，入足太阴脾经。气味降多于升，阴也。其主身热肠澼者，盖太阳行身之表，为诸经主气者也，暑伤太阳，则气化失职，水谷不分，身热泄利肠澼矣。滑石甘以益气，寒以清暑，所以主之也。其主女子乳难者，乳汁不通也，甘寒有益脾土，脾湿行则脾血化乳也。膀胱热则癃闭，甘寒滑渗，故主癃闭而利小便也。脾者为胃行津液者也，脾湿则困，不行胃中津液渣秽，则积聚于胃，而寒热生焉，滑石入膀胱利小便，则湿去脾健，而胃中积聚皆行矣。益精气者，滑石入小肠，则心火有去路，火不刑金，肺金旺生水也。久服湿行脾健，所以轻身耐饥；脾为后天，脾旺谷充，自然长年也。

制方：

滑石同甘草末，治暑邪小便闭。

水飞，治湿热恶疮。

同石膏，末，大麦汁服，治女劳疸。

同藿香、丁香，末，治霍乱。

石　膏

气微寒，味辛，无毒。主中风寒热，心下逆气惊喘，口干舌焦不能息，腹中坚痛，除邪鬼，产乳，金疮。煅。

石膏气微寒，禀天初冬寒水之气，入足太阳寒水膀胱经；味辛无毒，得地西方燥金之味，入手太阴肺经、足阳明燥金胃、手阳明燥金大肠经。气味降多于升，阴也。中风者，伤寒五种之一也，风为阳邪，中风病寒热。而心下逆气惊喘，则已传阳明矣，阳明胃在心之下，胃气本下行，风邪挟之上逆，乘肺则喘，闻木声则惊。阳明火烁津液，致口干舌焦，不能呼吸。故用石膏辛寒之味，以泻阳明实火也。腹中大肠经行之地，大肠为燥金，燥则坚痛矣，其主之者，辛寒可以清大肠之燥火也。阳明邪实，则妄言妄见，如有神灵，若邪鬼附之，石膏辛寒清胃，胃火退而邪妄除，故云除邪鬼也。产乳者，产后乳不通也，阳明之脉，从缺盆下乳，辛寒能润，阳明润则乳通也。金疮热则皮腐，石膏气寒，故外糁[1]合金疮也。

制方：

石膏同川连、甘草，治发狂。

同知母、甘草、粳米，名白虎汤，治阳明中风热病。

同知母、麦冬、甘草、竹叶，名竹叶石膏汤，治阳明邪热。

同防风、荆芥、细辛、白芷，末，擦胃火牙痛。

同银朱，末，治金疮不合。

磁　石

气寒，味辛，无毒。主周痹风湿，肢节中痛，不可持物洗洗酸，消除大热烦满及耳聋。醋煅研。

磁石气寒，禀天冬寒之水气，入足少阴肾经；味辛无毒，得地西方之金味，入手太阴肺经。气味降多于升，阴

① 糁（sǎn 伞）：涂抹，粘。

也。其主周痹风湿肢节中痛，不可持物洗洗酸者，盖湿流关节，痛而不可持物，湿胜筋软也。湿而兼风，风属木，木曰曲直，曲直作酸，洗洗酸痛，所以为风湿周痹也。磁石味辛入肺，金能平木，可以治风，肺司水道，可以行湿也。肾水脏也，水不制火，浊气上逆，则大热烦满，磁石入肾，气寒壮水，质重降浊，所以主之。肾开窍于耳，肾火上升则聋，磁石气寒可以镇火，所以主耳聋也。

制方：

磁石同生地、白芍、五味、小茴、归身、山药，治膈症。

同生地、肉桂、炮姜、五味，治龙雷火逆。

同麦冬、五味、牛膝、白芍、知母、归身、苏梗，治大热烦满及耳聋。

代赭石

气寒，味苦，无毒。主鬼疰，贼风蛊毒，杀精物恶鬼，肠中毒邪气，女子赤沃[1]漏下。火煅醋淬。

代赭石气寒，禀天冬寒之水气，入足少阴肾经；味苦无毒，得地南方之火味，入手少阴心经。气味俱降，阴也。天地者阴阳之体，水火者阴阳之用也。肾为坎水，代赭气寒益肾，则肾水中一阳上升；心为离火，代赭味苦益心，则心火中一阴下降，水升火降，阴阳互藏其宅，而天

① 赤沃：痢下赤色黏沫。

地位矣。故鬼疰，邪气，精魅恶鬼，贼风毒邪，不能相干，即或有邪，亦必祛逐也。寒可清热，苦可泄邪，所以又主蛊毒及腹中邪毒也。肾主二便，心主血，血热则赤沃漏下，苦寒清心，心肾相交，所以主女子赤沃漏下也。

制方：

代赭石同旋覆花、人参、半夏、生姜、大枣、甘草，名旋覆代赭汤，治伤寒汗吐下后，心下痞鞕，噫气不除。

细研，真金汤下，治小儿惊症。

紫石英

气温，味甘，无毒。主心腹咳逆邪气，补不足，女子风寒在子宫，绝孕十年无子，久服温中，轻身延年。火煅醋淬。

紫石英气温，禀天春和之木气，入足厥阴肝经；味甘无毒，得地中正之土味，入足太阴脾经。气味俱升，阳也。心腹者，足太阴经行之地，脾虚不能生肺，肺失下降之令，则邪气上逆而咳矣。紫石英味甘质重，益脾土而降气逆，所以主咳也。补不足者，气温补肝气之不足，味甘补脾阴之不足也。厥阴之脉结于阴器，则子宫亦属肝经，肝为两阴交尽之经，风木之腑，风寒在子宫，则肝血不藏，脾血亦不统，不能生育而孕矣，脾土之成数十，所以十年无子也。紫石英气温，可以散子宫之风寒，味甘可以益肝脾之血也。中者，中州脾土也，久服甘温益脾，所以温中；肝木条达，脾土健运，所以身轻延年也。

制方：

紫石英同白薇、艾叶、白胶、归身、山萸、川芎、香附，治女子绝孕无子。

同龙齿、牡蛎、甘草、北味、炮姜，治小儿惊症。

赤石脂

气大温，味甘酸辛，无毒。主养心气，明目益精，疗腹痛，肠澼下痢赤白，小便利及痈疽疮痔，女人崩中漏下，产难胞衣不出，久服补髓好颜色，益智不饥，轻身延年。火煅。

赤石脂气大温，禀天春夏木火之气，入足厥阴肝经、手厥阴心包络经；味甘酸辛无毒，得地中东西土木金之味，入足阳明燥金胃土、手阳明燥金大肠。气味升多于降，阳也。心包络者臣使之官，喜乐出焉，代心君行事之府也，石脂气味酸温，则条畅心包络，而心君之气得所养矣。肝开窍于目，辛温疏达，则肝和而目明。精者五脏阴气之华也，甘酸之味可以益阴，所以益精而补髓也。腹者，太阴经行之地，太阴为湿土，土湿而寒则痛，石脂气温，温能行寒去湿，所以主之也。胃与大肠为阳明燥金，阳虚不燥，则肠澼下利，石脂温辛收涩，故主下利及小便利，盖涩可以固脱也。诸痛痒疮疡，皆属心火，火有虚实，实火可泻，虚火可补，心包络代君行事，其气味酸温，可补心包络之火也。肝藏血，肝血不藏，则崩中漏下产难胞衣不出矣，味甘酸可以藏肝血，气温可以达肝气，所以主之也。久服补益阳明，阳明经行于面，所以好颜色；肾为悭[1]脏而藏智，酸收益阴，所以益智；阳明胃气充益，所以不饥而延年也。

制方：

赤石脂同炮姜、粳米，名桃花汤，治痢下脓血。

专为末酒服，治痰饮。

同炮姜蒸饼丸，名桃花丸，治痢下白冻。

谷菜部

粳　米

气平，味甘苦，无毒。主益气，止烦止泄。

粳米气平，禀天秋成之金气，入手太阴肺经；味甘苦无毒，得地中南火土之味，入足太阴脾经、手少阴心经。气味降多于升，阴也。肺主气，气平益肺，所以益气。脾为阴气之原，脾阴充足，则五脏血脉精髓、周身皮肉筋骨皆因之强健，自无心烦下泄之事矣，所以止烦止泄也。

制方：

白米五合，鸡屎一升，同炒焦为末，水一升顿服，治食生米成瘕。

炒焦入药，开胃下气。

---

① 悭（qiān 千）：吝啬。此处引申为肾气封藏不外泄。

小　麦

气微寒，味甘，无毒。主除客热，止烦渴咽燥，利小便，养肝气，止漏血唾血，令女人易孕。

小麦气微寒，禀天冬寒之水气，入足少阴肾经；味甘无毒，得地中正之土味，入足太阴脾经。气味降多于升，阴也。客热外热也，小麦味甘而润，润则阴生，故除客热。少阴之络络咽，水不制火，则烦渴咽干，小麦气寒，则壮水清火，故止烦燥。肾与膀胱为表里，气寒益肾，则膀胱热退而小便利矣。肾水足则生肝木，木滋则气平，所以养肝气也。脾统血，血热则妄行，下漏上吐矣，味甘益脾，气寒清热，所以止唾漏也。甘润益血，女人以血为主，血足所以易孕也。

制方：

小麦同通草，治五淋腹满。

同甘草、大枣，治女人脏燥悲啼。

马料豆

气平，味甘，无毒。生研涂痈肿，煮汁杀鬼毒，止痛，久服令人身重。

马豆气平，禀天秋成润泽之金气，入手太阴肺经；味甘无毒，得地中正之土味，入足太阴脾经。气味降多于升，阴也。甘平润燥清热，故生涂痈肿，煮汁杀鬼毒止痛也。久服则脾土滋润，故令人身重也，盖土湿则重也。

制方：

马豆同甘草，解百毒。

同首乌蒸服，黑发乌须。

同归身蒸服，治血枯。

同赤豆、绿豆，名三豆汤，治痘血热症。

绿　豆

气寒，味甘，无毒。主丹毒，烦热风疹，药石发动，热气奔豚，生研绞汁服，亦煮食，消肿下气，压热解石，用之勿去皮，令人小壅。

绿豆气寒，禀天冬寒之水气，入足少阴肾经；味甘无毒，得地中正之土味，入足太阴脾经。气味降多于升，阴也。丹毒烦热风疹，皆属心火，绿豆入肾，气寒足以清心火，味甘可以解热毒，所以主之也。丹石之药性热，多服则热毒发动，其主之者，甘寒能解热毒也。奔豚者心病也，心受火邪而藏之于肝，肝受之而藏之肾，肾气上突，如豚奔冲也，其主之者，寒可清火，甘可缓突也。热胜则肿，气寒清热，所以消肿。火性炎上，气热则炎上，气寒清热，所以下气。气寒所以压热，味甘所以解石毒也。皮性寒，故用之不可去皮，去皮令人小壅者，甘故也。

制方：

绿豆同赤豆、黑豆，醋调敷痘痈。

同大黄、薄荷，涂丹毒。

扁　豆

气微温，味甘，无毒。主和中下气。

扁豆气微温，禀天春初少阳之气，入足少阳胆经、手少阳三焦经；味甘无毒，得地中正之土味，入足太阴脾经。气味俱升，阳也。中者，脾胃也，扁豆气温入胆，胆气生发，则脾胃之气宣通，所以曰和中也。味甘入脾，脾健则气下行，所以下气也。

制方：

扁豆同人参、白术、白茯、甘草、山药、苡仁、莲肉、桔梗、砂仁，末，名参苓白术散，治脾湿泄泻及小儿脾虚症。

同麦冬、五味、川连、干葛，解酒毒。

脂麻仁

气平，味甘，无毒。主伤中，虚羸，补五内，益气力，长肌肉，填髓脑，久服轻身不老。色黑者良。酒蒸晒。

脂麻气平，禀天秋凉之金气，入手太阴肺经；味甘无毒，得地中正之土味，入足太阴脾经；八谷之仁，兼入手少阴心经。气味升多于降，阳也。阴者，中之守也，伤中者，阴血伤也，肺为津液化源，脾统血，心主血，脂麻入脾肺心，甘平益血，所以主伤中也。脾主肌肉，脾燥则虚瘦，味甘润脾，故主虚羸。内为阴，外为阳，五内，五脏之内，藏阴之所也，脂麻滋润，故补五内。阴虚则馁，五脏既补，气力自充。脾主肌肉，味甘润脾，肌肉自长。髓与脑，皆阴气所化也，甘平益阴，阴长髓脑自填。久服味甘益脾，脾血润，故不老；气平益肺，肺气充，故身轻也。

制方：

麻仁同甘菊、天冬、黄柏、生地、首乌、柏仁、桑皮、牛膝、杞子、麦冬，丸，治半身不遂。

同茅术，丸，治脾湿。

谷　芽

气温，味苦，无毒。主寒中，下气除热。

谷芽气温，禀天春生之木气，入足厥阴肝经；味苦无毒，得地南方之火味，入手少阴心经。气味升多于降，阳也。中者脾胃也，谷食入土，温能散寒，故主寒中。味苦下泄，所以下气除热也。

制方：

谷芽同炙草、砂仁、白术，丸，名谷神丸，启脾进食。

同山药、白茯、白芍、白术、陈皮，治脾虚不食。

豆　豉

气寒，味苦，无毒。主伤寒头痛寒热，瘴气恶毒，烦躁满闷，虚劳喘吸，两脚疼冷。

豆豉气寒，禀天冬寒之水气，入足太阳寒水膀胱经、手太阳寒水小肠经；味苦无毒，得地南方之火味，入手少阴心经、手少阳相火三焦经。气味俱降，阴也。伤寒有五：风寒湿热温，当其初伤太阳也，太阳经行于头，而本寒标热，故必头痛寒热，豆豉气寒能清，味苦能泄，所以主之也。瘴气恶毒，致烦躁满闷，热毒郁于胸中，非宣剂无以除之，故用豆豉苦寒，所以涌之也。虚劳喘吸，火乘肺也。两脚疼冷，火上而不降也，豆豉苦寒足以清火，清上则火自降，所以皆主之也。

制方：

豆豉同葱白，治伤寒初起。

同薤白，治血利。

红　曲

气温，味甘，无毒。主消食，活血，健脾燥胃，治赤白痢，下水谷。

红曲气温，禀天春和之木气，入足厥阴肝经；味甘无毒，得地中正之土味，入足太阴脾经。气味俱升，阳也。主消食者，饮食入胃，散精于肝，肝散之，然后脾消之，红曲入脾肝，气温达肝，肝疏畅，则脾亦健运也。肝藏血，脾统血，血温则活也。人之水谷入胃，中焦湿热熏蒸，游溢精气，自[1]化为经，是为营血。红曲以白饭蒸罨[2]

---

① 自：原作“日”，据潘霨本改。

② 罨（yǎn 演）：覆盖，掩盖。

成红色，与营血有同气相求之理，能生血而健脾，脾健则为胃行其津液而胃燥矣。治赤白痢者，以有活血消食之功也。下水谷者，气温达肝，味甘益脾之力也。

制方：

红曲同白术、甘草，治吐逆。

同滑石、甘草，末，治暑痢。

神　曲

气温，味辛甘，无毒。主化水谷宿食，癥结积聚，健脾暖胃。炒黄。

神曲气温，禀天春升之木气，入足厥阴肝经；味辛甘无毒，得地中西土金之味，入足阳明燥金胃土。气味俱升，阳也。饮食入胃，散精于肝，肝不散精，则水谷宿积矣，积之既久，则有形可征者结于内。神曲气温散肝，肝气疏散，则宿者销而积者化也。肝气既疏畅，则脾土自健，阳者胃脘之阳，辛温益阳，所以又暖胃也。

制方：

神曲同茅术，丸，健脾燥湿。

专炒研末，酒服二钱，能回乳。

醋

气温，味酸，无毒。主消痈肿，散水气，杀邪毒。

醋气温，禀天春和之木气，入足少阳胆经；味酸无毒，得地东方之木味，入足厥阴肝经。气味降多于升，阴也。肝藏血，少阳为相火，火逆血壅，则生痈肿，味酸收敛，气温行血，故外敷消痈肿也。水畏土克，味酸敛木，木敛土伸，所以散水气也。邪毒多属发物，味酸收敛，所以杀邪毒也。

制方：

醋同半夏、鸡蛋黄，治少阴病，咽中生疮。

同黄芪、白芍、桂枝，治黄汗。

火炭沃醋，治产妇昏晕。

酒

气大热，味苦辛甘，有毒。主行药势，杀百邪恶毒气。

酒气大热，禀天纯阳之气，入手少阳相火三焦经；味苦辛甘有毒，得地火金土之味，燥烈之性，入足阳明燥金胃土、手阳明燥金大肠经。气味升多于降，阳也。纯阳之性，走而不守，故行药势。气热助阳，味辛甘则发散，所以杀百邪恶毒气也。

制方：

酒浸淫羊藿，治腰痛。

浸牡荆子，治耳聋。

饴　糖

气大温，味甘，无毒。主补虚乏，止渴，去血。

饴糖气大温，禀天春和之木气，入足厥阴肝经；味甘无毒，得地中正之土味，入足太阴脾经。气味俱升，阳也。肝者生生之脏，生气生血之经也，脾者后天之本，万物之母也。饴糖气温达肝，肝气升则阳气充，味甘益脾，脾血润则阴气盛，所以主虚乏也。味甘益脾，脾阴足则渴止。气温温肝，肝藏血，血温则瘀者行，所以去血也。

制方：

饴同白芍、甘草、桂枝、生姜、大枣，名建中汤，治肝脾血不足。

同川椒、炮姜、人参，名大建中汤，治腹痛不可触。

干　姜

气温，味辛，无毒。主胸满咳逆上气，温中，止血，出汗，逐风湿痹，肠澼下痢。生者尤良。炮。

干姜气温，禀天春升之木气，入足厥阴肝经；味辛无毒，得地西方之金味，入手太阴肺经；炮灰色黑，入足少阴肾经。气味俱升，阳也。胸中者肺之分也，肺寒则金失下降之性，气壅于胸而满也，满则气上，所以咳逆上气之症生焉，其主之者辛散温行也。中者脾与胃也，脾胃为土，土赖火生，炮姜入肾助火，火在下谓之少火，少火生气，气充则中自温也。血随气行，气逆火动则血上溢，炮姜入肾，肾温则浮逆之火气皆下，火平气降，其血自止矣。出汗者，辛温能发散也。逐风湿痹者，辛温能散风湿而通血闭也。肠澼下痢，大肠之症，盖大肠寒则下痢腥秽，肺与大肠为表里，辛温温肺，故大肠亦温而下痢止也。生者其性尤烈，所以尤良。

制方：

炮姜同北味，敛火下行。

同人参，温中益气。

同生地、白芍、牛膝、归身，治产后发热。

同人参、陈皮，治胃虚呕逆。

同陈皮、白术、贝母、白茯，治痰疟。

同人参、白术、桂枝、陈皮，治寒疟。

同人参、白术、甘草，名理中汤，治虚寒泄泻。

生　姜

气微温，味辛，无毒，久服去臭气，通神明。

生姜气微温，禀天初春之木气，入足少阳胆经、足厥阴肝经；味辛无毒，得地西方之金味，入手太阴肺经。气味俱升，阳也。臭气，阴浊之气也，久服辛温益阳，阳能去阴，所以去臭气也。神者阳之灵也，明者阳之光也，辛温为阳，久服阳胜，所以通神明也。

制方：

生姜取自然汁晒粉，同甘草、半夏、陈皮、白茯为末，治中焦湿郁之痰。

荆　芥

气温，味辛，无毒。主寒热，鼠瘘，瘰疬生疮，破积聚气，下瘀血，除湿疸。

荆芥气温，禀天春升之木气，入足少阳胆经、足厥阴肝经；味辛无毒，得地西方之金味，入手太阴肺经。气味俱升，阳也。少阳胆经，行半表半里，邪客之则往来寒热，荆芥辛温，和解少阳，所以主之。鼠瘘瘰疬生疮，皆少阳火郁之症，荆芥辛以达风木之气，温以发相火之郁，郁火散而风宁，诸症平矣。饮食入胃，散精于肝，肝不散精，气聚而积聚成矣，荆芥入肝，温能行气，所以主之。肝藏血，血随气行，肝气滞则血亦滞而瘀焉，温可行气，辛可破血，故下瘀血也。肺者通调水道之官也，水道不通则湿热成疽[①]，荆芥辛能润肺，肺治则水道通，所以除湿疽也。

制方：

荆芥同童便，治产后衄血。

同槐花，治大便下血。

同生地，治疥疮。

荆芥穗，末，酒服二钱，治中风口噤，兼治产后风噤迷闷。

薄　荷

气温，味辛，无毒。主贼风，伤寒发汗，恶气，心腹胀满，霍乱，宿食不消，下气。煮汁服，亦堪生食。

薄荷气温，禀天春升之木气，入足厥阴肝经；味辛无

① 疽：潘霨本作“疸”，下“疽”字同。

毒，得地西方之金味，入手太阴肺经。气味俱升，阳也。伤寒有五：中风、伤寒、湿温、热病、温病是也。贼风伤寒者，中风也，风伤于卫，所以宜辛温之味以发汗也。恶气心腹胀满，盖胀之恶气必从肝而来，薄荷入肝，温能行，辛能散，则恶气消而胀满平也。太阴不治则挥霍扰乱，薄荷辛润肺，肺气调而霍乱愈矣。饮食入胃，散精于肝，肝不散精，则食不消，薄荷入肝辛散，宿食自消也。肺主气，薄荷味辛润肺，肺润则行下降之令，所以又能下气也。以气味芳香，故堪生食也。

制方：

薄荷同漆叶、苦参、何首乌、麻仁、荆芥、生地、蒺藜、苍术、菖蒲，治大麻风。

专为末，蜜丸，治风热上壅。

香　薷

气微温，味辛，无毒。主霍乱，腹痛吐下，散水肿。

香薷气微温，禀天初春之木气，入足少阳胆经；味辛无毒，得地西方燥金之味，入手太阴肺经、手阳明大肠经。气味俱升，阳也。夏月湿热之气，郁于太阴阳明，则挥霍扰乱而腹痛吐泻矣，其主之者，温能行气，辛可解湿热也。肺者相傅之官，主通调水道，下输膀胱，香薷味辛润肺，所以主散水肿也。

制方：

香薷同人参、白术、木瓜、白茯、白芍、陈皮、车前，治水肿。

同白术，丸，治水肿，以小便利为效。

紫　苏

气温，味辛，无毒。主下气，除寒中，其子尤良。

紫苏气温，禀天春和之木气，入足厥阴肝经；味辛无毒，得地西方之金味，入手太阴肺经。气味俱升，阳也。肺主气而属金，金寒则不能行下降之令，紫苏辛温温肺，肺温则下降，所以下气。脾为中州太阴经也，肺亦太阴，肺温则脾寒亦除，故除寒中也。其子尤良，下降之性辛温气味尤甚也。其梗本乎地者亲下，下气尤速。

制方：

紫苏同陈皮，治感寒上气。

同人参，治虚咳上气。

苏子同良姜、广皮，丸，治风湿脚气。

同粳米，治上气咳逆。

葱　白

气平，味辛，无毒。作汤，治伤寒寒热，中风面目浮肿，能出汗。

葱白气平，禀天秋凉之金气，入手太阴肺经；味辛无毒，得地西方燥金之味，入足阳明燥金胃经。气味升多于降，阳也。太阳寒水经，为人身外藩者也，寒水虚则外邪伤，病名伤寒。伤寒有五：风寒湿热温也。当初伤太阳，太阳为病，必发寒热，故可从表散之，葱白入肺，肺合皮毛，味辛可散，所以主伤寒寒热表邪也。风为阳邪，阳邪伤上，风胜则浮肿，辛平可以散风，所以主之。气平入肺，肺合皮毛，味辛发散，则胃气充而谷精化汗，故能出汗也。

制方：

葱白同生姜，治伤寒头痛。

同人参，治脱阳危症。

炒熨小腹，治小便闭胀。

捣，敷金疮出血。

薤　白

气温，味辛苦滑，无毒。主金疮疮败，轻身不饥耐老。

薤白气温，禀天春和之木气，入足厥阴肝经；味辛苦滑，无毒，得地西南金火之味，而有润泽之性，入手太阴肺经、手少阴心经。气味升多于降，阳也。金疮气虚，则疮口不合，气温可以益气，所以主疮败也。气温达肝，肝气条畅，则气血日生，所以轻身。温暖脾土，土健所以不饥。味辛润血，血华所以耐老也。

制方：

薤白同瓜蒌、白酒，治胸痹心背痛。

同瓜蒌、白酒、半夏，治胸痹不卧、心痛彻背。

同枳实、桂枝、厚朴、瓜蒌，治胸痹胸满、胁下逆抢心。

白芥子

气温，味辛，无毒。发汗，主胸膈痰冷，上气，面目黄赤。醋研敷射工[1]毒。

芥子气温，禀天春升之木气，入足厥阴肝经；味辛无毒，得地西方之金味，入手太阴肺经。气味俱升，阳也。味辛入肺，肺合皮毛，辛温发散，所以发汗。胸者肺之分也，膈者肝之分也，白芥子辛温疏散，所以入肝肺之分，而消痰冷也。肺主气，气温则下行，所以主上气也。面目黄赤，肝乘脾也，气温达肝，肝不乘脾，黄赤自退也。醋研主射工毒，亦辛温条达之功效也。

制方：

白芥子同白术、枣肉，丸，治胸膈痰饮。

同甘遂、大戟、蝎尾、巴霜、辰砂，丸，名控涎丹，治痰迷心窍。

禽兽部

五灵脂

气温，味甘，无毒。主疗心腹冷气，小儿五疳，辟疫，治肠风，通利气脉，女子月闭。酒研。

五灵脂气温，禀天春和之木气，入足厥阴肝经；味甘无毒，得地中正之土味，入足太阴脾经。气味俱升，阳

① 射工：毒虫名。

也。心腹者，太阴厥阴经行之地也，寒则冷气凝矣，其主之者，气温可以祛寒也，气温可以畅肝，味甘可以益脾，小儿疳虽有五，皆由肝气滞、脾气[1]虚而成，所以概主五疳也。味甘能和，所以辟疫。久风入中，乃为肠风，气温达肝，肝主风而藏血，故治肠风。温则通行，故利气脉。脾统血，肝藏血，血温则行，故主月闭也。

制方：

五灵脂同泽兰、牛膝、益母、延胡、丹皮、红花、赤芍、山楂、生地，治恶露未尽。

同降香、红曲、通草、红花、延胡、韭菜、童便，治胃脘瘀血痛。

同木香、乌药，治血气刺痛。

专用生熟各半，为末，治晕不知人事。

龙　骨

气平，味甘，无毒。主心腹鬼疰，精物老魅，咳逆，泄痢脓血，女子漏下，癥瘕坚结，小儿热气惊痫。煅。

龙骨气平，禀天秋收之金气，入手太阴肺经；味甘无毒，得地中正之土味，入足太阴脾经；龙为东方之神，鳞虫[2]之长，神灵之骨，入足厥阴肝经。气味降多于升，阴

① 气：潘霨本作“血”。

② 鳞虫：我国古代所称的“五虫”之一。始见于《大戴礼记·易本命》，阴阳五行学说认为，阴阳归位，生灵各有所属，东方鳞虫，龙为长，鱼类属。后指各种有鳞的动物，包括鱼类、某些爬行动物（蛇、蜥蜴、鳄鱼等）及传说中的龙等。

也。心腹太阴经行之地也，太阴脾气上升，则肺气下降，位一身之天地，而一切鬼疰精魅不能犯之矣。龙骨气平益肺，肺平则下降，味甘益脾，脾和则上升，升降如，而天地位焉，所以祛鬼疰精物老魅也。咳逆者，肝火炎上而乘肺也。泄痢脓血清气下陷也。女子漏下，肝血不藏也。龙骨味甘可以缓肝火，气温可以达清气，甘平可以藏肝血也。脾统血，癥瘕坚结，脾血不运而凝结也，气温能行，可以散结也。小儿热气惊痫，心火盛，舍肝而惊痫也，惊者平之，龙骨气平，所以可平惊也。

制方：

龙骨同牡蛎、白芍、甘草、桂枝、生姜、大枣，治梦遗。

同远志、朱砂，丸，治劳心梦遗。

同韭子，治泄精。

同白石脂，治泄泻。

同牛黄、犀角、钩藤、丹砂、生地、茯神、琥珀、金箔、天竹黄、竹沥，治大人癫症、小儿惊痫。

鹿　茸

气温，味甘，无毒。主漏下恶血，寒热惊痫，益气强志，生齿不老。

鹿茸气温，禀天春升之木气，入足厥阴肝经；味甘无毒，得地中正之土味，入足太阴脾经。气味俱升，阳也。肝藏血，脾统血，肝血不藏，则脾血不统，漏下恶血矣。

鹿茸气温可以达肝，味甘可以扶脾，所以主之也。寒热惊痫者，惊痫而发寒热也，盖肝为将军之官，肝血虚，则肝气亢，挟浊火上逆或惊或痫矣。鹿茸味甘可以养血，气温可以导火，所以止惊痫之寒热也。益气者，气温则益阳气，味甘则益阴气也，甘温有益阴阳之气，气得刚大而志强矣。鹿茸，骨属也，齿者骨之余也，甘温之味主生长，所以生齿。真气充足，气血滋盛，所以不老也。

制方：

鹿茸同牛膝、杜仲、地黄、山萸、补骨、巴戟、山药、苁蓉、菟丝，治腰痛阴痿。

同白胶、阳起石、苁蓉、枣仁、柏仁、黄芪、熟地、丹砂，丸，名斑龙丸，治诸虚。

专用浸酒，治阳事虚痿。

同菟丝、小茴、羊肾，丸，治腰痛不能转侧。

白　胶

气平，味甘，无毒。主伤中劳绝，腰痛羸瘦，补中益气，妇人血闭无子，止痛安胎，久服轻身延年。

白胶气平，禀天秋收之金气，入手太阴肺经；味甘无毒，得地中正之土味，入足太阴脾经。气味降多于升，质滋味厚，阴也。中者脾土也，伤中劳绝者，脾虚之人而作劳以伤真气，脾为阴气之源，源枯而阴绝也，其主之者，味甘益脾阴也。腰痛羸瘦者，脾为阴气之源，而外合人身之肌肉，脾阴虚则肾阴亦虚，故腰痛而肌肉瘦削也。其主之者，味甘可以补脾，气平可以益肺滋肾也。补中者，补脾中气也，益气者，肺主气，气平可以益肺也。脾统血，女人血闭无子，脾血不统也，味甘益脾阴，所以主之。脾血少，则燥而痛矣，味甘养血，所以止痛。血足则胎安，故又安胎也。久服轻身延年者，白胶气平益肺，肺主气，气足则身轻；味甘益脾，脾统血，血足则谷纳而延年也。

制方：

白胶同牛膝、丹皮、麦冬、生地、白芍、归身、郁金、续断、小便，治劳伤吐血。

同山萸、杞子、鹿茸、生地、麦冬、杜仲、补骨、山药、车前、五味、巴戟、莲须、归身、紫石英，治女人血闭无子。

阿　胶

气平，味甘，无毒。主心腹[1]内崩劳极，洒洒[2]如疟状，腰腹痛四肢酸疼，女子下血、安胎，久服轻身益气。

阿胶气平，禀天秋收之金气，入手太阴肺经；味甘无毒，得地中正之土味，入足太阴脾经。气味降多于升，色黑质润，阴也。心腹者，太阴经行之地也。内崩劳极者，脾血不统，内崩而劳极也。阴者中之守，阴虚则内气馁，而洒洒恶寒如疟状也。其主之者，味甘可以益脾阴也。腰

① 腹：原脱，据王从龙本补。
② 洒洒：寒栗貌。

腹皆藏阴之处，阴虚则空痛，阿胶色黑益阴，所以止痛。四肢脾主之，酸疼者血不养筋也，味甘益脾，脾统血，四肢之疼自止。女子下血，脾血不统也，味甘以统脾血，血自止也。安胎者亦养血之功也。久服轻身益气者，气平益肺，肺主气，气充则身轻也。

制方：

阿胶同杜仲、杞子、白芍、山药、生地、人参、黄芪、续断，治崩中漏下。

同白芍、炙草、麦冬、生地、白胶、归身、杞子、杜仲、续断，治妇人胎漏下血。

同川连、黄芩、白芍、鸡子黄，名黄连阿胶汤，治少阴病心烦不卧。

同蒲黄、生地，治吐血、衄血。

同黄连、白茯，丸，治下痢赤白。

羚羊角

气寒，味咸，无毒。主明目，益气，起阴，去恶血注下，辟蛊毒，恶鬼不祥，常不魇寐。

羚羊角气寒，禀天冬寒之水气，入足少阴肾经；味咸无毒，得地北方之水味，入足太阳寒水膀胱经。气味俱降，阴也。膀胱经起于目内眦，气寒可以清火，火清则水足而目明矣。益气者，咸寒益肾气之不足也。起阴者咸寒益肾，肾足则宗筋强也。味咸则破血，气寒则清热，故主恶血注下也。蛊毒，湿热之毒也，咸寒可清湿热，所以主之。羚羊性灵通神，故辟恶鬼不祥。咸寒益肾，肾水足则精明，所以常不魇寐也。

制方：

羚羊角同犀角、丹砂、牛黄、琥珀、天竺黄、金箔、茯神、远志、竹沥、钩藤，治癫狂。

同杞子、甘菊、谷精、生地、五味、女贞子、黄柏，治肝热目翳。

犀 角

气寒，味苦酸咸，无毒。主百毒虫疰，邪鬼瘴气，杀钩吻[1]、鸩羽[2]、蛇毒，除邪，不迷惑魇寐，久服轻身。

犀角气寒，禀天冬寒之水气，入足少阴肾经；味苦酸咸无毒，得地东南北木火水之味，入手少阴心经、手厥阴风木心包络经、手太阳寒水小肠经。气味俱降，阴也。百毒之性皆热，虫疰亦湿热而成，其主之者，苦寒可以清热散毒也。气寒壮肾水，味苦清心火，火降水升，心肾相交，一身之天地位矣，所以能除邪杀鬼，不迷惑魇寐也。气寒味苦，行天地肃杀之令，所以辟瘴，解钩吻、鸩羽、蛇毒也。久服轻身者，心肾交则阴阳和，心神清则百脉理，所以身轻也。

---

① 钩吻：钩吻是马钱子科植物胡蔓藤，多年生常绿藤本植物。其主要的毒性物质是钩吻碱、胡蔓藤碱等生物碱。

② 鸩羽：鸩鸟的羽毛。浸酒有毒，饮之立死。

制方：

犀角同丹砂、琥珀、金箔、天竺黄、牛黄、钩藤、羚羊角、珠麝，治风热惊痫。

同生地、红花、麦冬、紫草、白芍、牛蒡，治血热痘病。

同郁金、小便、生地、麦冬、甘草、白芍，治吐血衄血。

虎　骨

气微热，味辛，无毒。主邪恶气，杀鬼疰毒，止惊悸，治恶疮，鼠瘘，头骨尤良。酥炙。

虎骨气微热，禀天初夏之火气，入足少阳相火胆、手少阳相火三焦经；西方之神，味辛无毒，得地西方之金味，入手太阴肺经。气味俱升，阳也。其除邪恶气者，味辛入肺，肺主气，气肃则一切邪恶皆除也。鬼疰之毒，阴恶之毒也，虎骨气味辛热，入三焦而通达，所以杀鬼疰也。胆虚则惊悸，辛热温胆，故止惊悸。恶疮风毒之疮，虎为西方金兽，虎啸风生，金能制木也，风毒属木，所以主之。鼠瘘，少阳胆与三焦之毒，所以主之者，亦以味辛制风木之毒也。头骨气厚，所以尤良也。

制方：

虎骨同牛膝、木瓜、生地、山药、山萸、黄柏、杞子、麦冬、五味，治痿弱不能步履。

同萆薢、独活、防己、茅术、牛膝、何首乌、苡仁、木瓜，治偏痹不仁。

同归身、白芍、炙草、续断、牛膝、白胶、生地、麦冬，治白虎痛风。

同龙骨、远志，末，名预知散，治惊悸，久服令人聪慧。

同羚羊角、白芍浸酒，治臂痛。

虫鱼部

石　蜜

气平，味甘无毒。主心腹邪气，诸惊痫痓，安五脏诸不足，益气补中，止痛解毒，除众病，和百药。久服强志轻身，不饥不老，延年神仙。火炼。

石蜜气平，禀天秋收之金气，入手太阴肺经；味甘无毒，得地中正之土味，入足太阴脾经。气味升多于降，阳也。心腹太阴经行之地也，气味甘平，故主邪气。诸惊痫痓，肝热而气逆也，惊者平之，痫痓者缓之，甘平之味，平之缓之也。甘为土化，土乃万物之母，五脏诸不足，补之以甘也。真气者得于天，充于谷，甘味益脾，脾和则谷纳，所以益气补中也。蜜乃采百花酿成，而得至甘之正味，所以止痛解毒、除众病、和百药也。久服气平益肺，肺主气，味甘益脾，脾统血，血气和调，所养刚大，所以强志轻身、不饥不老、延年神仙也。

制方：

蜜同芦根汁、梨汁、人乳、牛乳、童便、竹沥，治膈噎。

炼熟，和诸丸药膏子，涂火灼疮。

炼硬，加皂角末作挺，纳便道中，治大便硬结。

乌贼鱼骨

气微温，味咸无毒。主女子赤白漏下，经汁血闭，阴蚀肿痛，寒热癥瘕，无子。煅。

乌贼鱼骨气微温，禀天春和之木气，入足厥阴肝经；味咸无毒，得地北方之水味，入足少阴肾经。气味升多于降，阳也。女子以血为主，肝为藏血之脏，肝血不藏，则赤白漏下，其主之者，气温以达之也。肝藏血，血枯则血闭，其主之者，味咸以通之也。肾为藏精之脏，主阴户隐曲之地，肝为厥阴，其经络阴器，其筋结阴器，二经湿浊下注，则阴蚀肿痛，其主之者，气温可以燥湿，味咸可以消肿也。寒热癥瘕者，癥瘕而发寒热也，乌贼骨咸可软坚，温可散寒热也。男子肾虚则精竭无子，女子肝伤则血枯无子，咸温入肝肾，通血益精，令人有子也。

制方：

乌贼鱼骨同藘茹、雀卵，丸，治肝伤血枯。

同橘红末、寒食面，丸，治骨鲠。

同蒲黄，末，治舌肿出血不止。

同北味、杞子、淫羊藿、归身，丸，久服令人多子。

鳖　甲

气平，味咸，无毒。主心腹癥瘕，坚积寒热，去痞疾息肉，阴蚀痔核恶肉。醋炙。

鳖甲气平，禀天秋收之金气，入手太阴肺经；味咸无毒，得地北方之水味，入足少阴肾经。气味俱降，阴也。心腹者，厥阴肝经，经行之地也，积而有形可征谓之癥，假物而成者谓之瘕，坚硬之积，致发寒热，厥阴肝气凝聚，十分亢矣。鳖甲气平入肺，肺平可以制肝，味咸可以软坚，所以主之也。痞者肝气滞也，咸平能制肝而软坚，故亦主之。息肉阴蚀痔恶肉一生于鼻，鼻者肺之窍也。一生于二便，二便肾之窍也。入肺肾而软坚，所以消一切恶肉也。

制方：

鳖甲同牛膝、当归、陈皮、首乌、知母、麦冬，治久疟。

同知母、石膏、麦冬、贝母、竹叶，治温疟。

同青蒿、麦冬、五味、生地、杞子、牛膝，治骨蒸劳。

龟　甲

气平，味甘，有毒。主漏下赤白，破癥瘕，痎疟，五痔阴蚀，湿痹，四肢重弱，小儿囟不合，久服轻身不饥。

龟甲气平，禀天秋收之金气，入手太阴肺。味甘，得地中正之土味，入足太阴脾。北方之神，介虫[1]之长，性复有毒，禀阴寒之性，入足少阴肾经。气味降多于升，阴也。脾统血，脾血不统则漏下赤白，其主之者，味甘益脾也。疟而至于有癥瘕，湿热之邪，已痼结阴分矣，龟甲阴寒可以清热，气平可以利湿，所以主之也。火结大肠则生五痔，湿浊下注则患阴蚀，肺合大肠，肾主阴户，性寒可去热，气平可消湿，所以主之也。脾主四肢，湿胜则重弱，龟甲味甘益脾，气平去湿，湿行四肢健也。肾主骨，小儿肾虚则囟骨不合，其主之者，补肾阴也。久服益肾，肾者胃之关，关门利能去脾湿，所以身轻不饥也。

制方：

龟甲同熟地、黄柏、知母、猪脊髓，丸，名补阴丸，治阴虚相火炽。

同发、川芎、归身，治难产及短小女子交骨不开。

牡　蛎

气平微寒，味咸，无毒。主伤寒寒热，温疟洒洒，惊恚怒气，除拘缓，鼠瘘，女子带下赤白。久服强骨节，杀邪鬼，延年。盐泥固煅。

牡蛎气平微寒，禀天秋冬金水之气，入手太阴肺经、

---

① 介虫：亦称甲虫，我国古代所称“五虫”之一。始见于《大戴礼记·易本命》，古代哲学思想阴阳五行学说认为，北方介虫，龟为长，鳖蚌属，后指有甲壳的虫类及水族（如贝类、螃蟹、龟等），也泛指除鳞、羽、毛、倮之外的其他动物，龟为介虫之长。

足太阳寒水膀胱经；味咸无毒，得地北方之水味，入足少阴肾经。气味俱降，阴也。冬不藏精，水枯火旺，至春木火交炽，发为伤寒热病，病在太阳寒水，所以寒热。其主之者，咸寒之味入太阳，壮水清火也。夏伤于暑，但热不寒，名为温疟，温疟阴虚，阴者中之守，守虚所以洒洒然也。其主之者，咸寒可以消暑热，气平入肺，肺平足以制疟邪也。肝虚则惊，肝实则恚怒，惊者平之，恚怒降之，气平则降，盖金能制木也。味咸足以软坚，平寒可除拘缓，故主鼠瘘。湿热下注于肾，女子则病带下，气平而寒，可清湿热，所以主之。久服强骨节，咸平益肺肾之功也；杀邪鬼，气寒清肃热邪之力也；能延年者，固涩精气之全功也。

制方：

牡蛎同龙骨、桂枝、白芍、甘草、姜、枣，治梦泄。

同黄芪、麻黄根，治盗汗。

同元参、甘草，丸，治瘰疬。

煅研，米醋捏[1]成团，再煅研，以米醋调艾末熬膏，丸，醋汤下，治月水不止。

人　部

人　乳

气平，味甘咸无毒。主补五脏，令人肥白悦泽。

---

① 捏：原作“搜”，据潘霨本改。

人乳气平，禀天秋金之平气，入手太阴肺经；味甘咸无毒，得地中北土水之味，入足太阴脾经、足少阴肾经。气味降多于升，阴也。肺主一身之气，脾统一身之血，肾藏一身之精，人乳本血所化，入脾肺肾三经，补益精气血，所以五脏皆益，而令人肥白悦泽也。

制方：

人乳同梨汁，名接命丹，治气血衰弱。

同牛膝、杜仲、补骨脂、白茯、牛乳、当归，丸，名太乙神应丸，治虚损。

小　便

气寒，味咸无毒。疗寒热头痛温气，童男者尤良。

小便气寒，禀天冬寒之水气，入足太阳寒水膀胱经；味咸无毒，得地北方之水味，入足少阴肾经。气味俱降，阴也。太阳膀胱经，起于目内眦，上额交巅行身之表，而为外藩者也。感天燥火之温气，入寒水之经，则寒热头痛矣。小便咸寒下降，所以可清燥火之邪也。童男者秽气少，故尤良也。

制方：

小便同白芍、甘草、丹皮、白茯、山萸、北味，治吐血不止。

同人参、附子、肉桂，治阴盛格阳。

同豆豉，治头痛至极。

紫河车

气温，味甘咸无毒。主血气羸瘦，妇人劳损，面皯[①]皮黑，腹内诸病，渐瘦瘁者以五味和之。如饋饵[②]法与食之，勿令知。

紫河车气温，禀天春生之木气，入足厥阴肝经；味甘咸无毒，得地中北土水之味，入足太阴脾经、足少阴肾经。气味升多于降，阳也。脾者统血之脏，肾者藏气之经，肝者生生之脏，以生气血之经，甘咸益脾肾，气温畅肝气，所以主血气羸瘦也。妇人以血为主，劳伤五脏则损其真阴，阴虚血枯，血不华面，面皯皮黑，河车味厚益阴，所以主之也。腹者阴也，腹内诸病，阴分亏也，阴主质，所以形渐瘦也，阴虚补之以味，所以用五味和之也。勿令病人知者，恐知之而恶其秽也。

制方：

河车同人参、黄芪、鹿茸、白胶、当归、补骨、五味、巴戟天，治真阳虚损；

同败龟板、黄柏、杜仲、牛膝、生地、砂仁、白茯、天冬、麦冬、人参、五味，丸，名大造丸，治男女虚劳骨蒸。

---

① 皯（gǎn 敢）：雀斑、黑斑一类面部皮肤色素变化之病。

② 饋饵（duījiǎ 堆甲）：古时的一种蒸饼。

附　馀

凡生养补救之术，率肇端[1]隆古[2]，而历代圣哲以渐修明。如炎帝味百草，轩皇究息脉，流传旧矣，然无确据。今《素问》，子程子谓出周秦之际，盖非诬矣。尝草遇毒，本《淮南子》，王安道亦尝著论非之。旧有《本草经》三卷，自弘景以下各增益，宋马志等合并，凡属最初，白字别之。吾家升庵好奇，谓白字本草乃神农之旧也。或谓上世未立文字，但师学相承，谓之《本草》。汉季张机、华佗辈，始附以新说，由是见于《经录》，此为近是。盖虽简古可喜，而多过其实，又好言神仙不老，固汉魏人习气然也。历宋、元、明，编纂益众。嘉隆间，楚人濒湖李时珍，撰《纲目》五十二卷，载药千八百七十一种，时称大备。顾读者难之，多约略撷采，各为小帙。然毛肤略具而义蕴缺如。今姚先生学易草庐本则更贵精而不贵多，于诸品准时定位，分五行以配脏腑，药与疾相应之，故源委莫不瞭[3]焉。其阐义若金在镕，其立言如珠就贯。易奇而法所由来矣，于斯道信精义入神者。朝议，医必先明理，明理在于读书，殆是之谓矣。其及门悦田王君，偶过吾六，

---

① 肇端：发端，开端。
② 隆古：远古。
③ 瞭：清晰，明白。

尊闻行知，汤液所投，应如影响。远齐公子，与之游而善之。谓是书虽便诵习，然传抄难免脱误。慨付开雕[①]，公诸宇内，洵[②]不朽盛事也。仆前者借观，随考证数条，略及音训，今并附载，庶[③]便初学。他日先生见之，当复一莞尔。谓是犹剂之有佐使也夫。

古六城南种竹人杨友敬希洛氏题，时午月[④]望日[⑤]也。

考　证

术

《本经》不分苍白，功用正同，宋元以来始分用。谓白术苦甘气和，补中焦，除脾胃湿，用以止汗。苍术苦辛气烈，能上行，除上湿，发汗功大。白术歙产者胜，陈壁土炒。苍术茅山者良，糯泔浸焙也。

山　药

《本经》名薯蓣，其改称山药，避唐代宗、宋英宗御名也。《唐本草》云：蜀道者良，今惟重怀庆产，然六地此种实佳。有自河北来者，云在彼煮服，尚不逮[⑥]六产也。

---

① 开雕：开始刊刻（书版）。
② 洵：实在。
③ 庶：也许，或许。
④ 午月：夏历以寅月为岁首（正月），所以称五月为午月。
⑤ 望日：农历每月十五或十六日。
⑥ 不逮：比不上，不及。

里有窭人[1]，生儿乏乳，困瘁已甚，或教糜山药饲之，始终此一物，竟得长成，且肥白无疾，胜他儿，则《本草》称补虚羸，信有征矣。《纲目》云：入药宜野生者，今六圃产煮熟去皮，色白微碧而坚实，山中有自生者更胜，然但充果菜，若依法修治入药，应不在怀庆下耳。《纲目》列菜部。

萎　蕤

《本经》主中风暴热，不能动摇，跌筋结肉，诸不足，久服去面黑䵟，好颜色润泽，轻身不老。《解要》主《别录》也。《纲目》云：治诸不足，用代参芪，不寒不燥，大有殊功。《解要》内同漆叶方，即华佗漆叶青黏散。青黏世无能识，或云黄精之正叶者，或云即萎蕤也。然吾乡有两老儒，先后服此方皆致殒。或云漆叶乃五加皮叶，《本经》名豺漆也。里有兵子，臂痛不能挽弓，或教用萎蕤一斤，五加皮四两，浸酒饮，尽一卣[2]，健旺胜常，岂古方正尔？《纲目》殆误附漆树下耶，漆本有毒，《本经》久服轻身，及抱朴子云：通神长生，皆难信。《纲目》谓因货漆人杂桐油，故多毒，亦非，有割漆人误覆漆，遍体疮至莫救，向在山中亲见，况服食乎？弘景云：生漆毒烈是也，古无用叶者，故气味缺，《纲目》殆因古方，臆立

---

① 窭（jù 巨）人：穷苦人。

② 卣（yǒu 有）：古代一种盛酒的器具，口小腹大，有盖和提梁。

主治耳。

芍　药

《本经》不分赤白。东垣云：赤者利小便下气，白者止痛散气血，俗云，白补赤泻。《纲目》云：白芍益脾，能于土中泻木，赤芍散邪，能行血中之滞。产后气血已虚，不可更泻，故禁用，非仅以其酸寒也。日华子谓主女人一切病，并及产后用宜酒炒①，愚意不若，勿用为稳。

石　斛

《名医别录》称生六安山谷，苏颂谓广南者佳，《纲目》谓蜀中者胜。今真石斛干者色正黄，形如蚱蜢髀②，所谓金钗石斛也。其生者高不及寸，极似矮小瓦松，丛生根连，种之磁盘，亦堪爱玩。然六境罕有，产英邑深山中，峭壁千寻③，可望而不可即，采者自巅顶缒巨絙④而下及山腰，用器极力搜剔，令纷纷坠落，始就涧谷敛取，亦至危险矣，且每斤干纔⑤数两，故采者绝少。今《地志》误入合肥方物，好事者间向征求，李虚舟大令云：境无崇山，何由得此？每用为笑。近友人归自粤西，偶及三七，云彼地亦甚贵。以上官熬膏，需索无厌也，取之铢锱，用

① 炒：原作“妙”，据卫生堂本改。
② 髀（bì 必）：大腿，亦指大腿骨。
③ 千寻：古以八尺为一寻。形容极高或极长。
④ 絙（gēng 更）：古同“緪”，大绳索。
⑤ 纔（cái 才）：仅仅。

之土苴[1]，吾乡玉面金芽，尤物非幸，其不及此，犹喜未有读《本草》者耳。

菖　蒲

石菖蒲，陶隐居谓一寸九节者良，叶有脊如剑者真，其相类而叶无脊者兰荪也，又云：露根不可用。李濒湖谓菖类有五，惟生水石间，叶有剑脊，瘦根密节，高尺余者，乃石菖蒲。移植盆盎以为观玩，愈剪愈细也。凡用，泔浸，饭上蒸，藉谷气尤佳。今六之西南诸山溪石上多有，且一寸不啻九节，移植亦极易生，但露根甚多，采者未必能审择矣。

蒺　藜

《纲目》称刺蒺藜，子有三角，所在有之，治风明目。其白蒺藜生同州沙苑，子光细微绿，补肾治腰痛。云今人称刺者为白蒺藜，其关中产，但称沙苑蒺藜。《解要》白蒺藜即《纲目》刺蒺藜也。吾乡昔一老儒偶病目，服此乃大下不已，反致双瞽[2]，用者审之。

羌　活

即独活，一物二种，《本经》不分，后人乃别用，谓羌活气清属阳，善行气分，入足太阳，独活气浊属阴，善行血分，入足少阴，至逐风胜湿，透关利节，功用正同。

---

① 土苴：渣滓，糟粕。比喻微贱的东西。犹土芥。
② 瞽（gǔ 鼓）：瞎。

羌活理游风，独活理伏风。但真气不足者忌之，惧虚虚也。羌活色紫，独活色黄，药肆多以老宿前胡及土当归充独活，宜辨之。

藁　本

方云同木香，治雾露清邪中于上焦，清，去声，寒也。本张洁古，其同白芷作面脂，取祛风湿，非仅香泽已也。

益母草子

根茎花叶俱入药，济阴返魂丹及益母膏皆全用也。《纲目》谓胎产诸疾，并用为良，又谓根茎花叶专于行，而子则行中有补。此《解要》所以独有取于花子也欤？

贝　母

一名莔，读萌，《诗》采莔，取能散心胸郁结也。《本草》称治乳难，盖乳病多由郁结，故相宜。又唐时有病人面疮者，用贝母愈，正曼倩酒浇怪哉，取散郁鬫忿意也。苏子容谓类金疮，故宜贝母，岂其然乎。

天　麻

《本经》主杀鬼精物，蛊毒恶气，久服益气力，长阴肥健。《解要》所主，乃《开宝》也。

车　前

方云末服治暴泄，昔欧阳公得暴下，国医不能治，夫人买市人药，一帖进之愈。乃车前子为末，米饮服二钱匕。盖车前子利水道而不动气，水道利则清浊分而谷藏自止矣，理甚精。

泽　泻

《纲目》称其行水泻肾。仲景地黄丸用茯苓、泽泻者，取其泻膀胱之邪气。古人用补药必兼泻邪，邪去则补药得力。后世不知此理，一意用补，故久服有偏胜之患。是泽泻但长于利水，未可专任。扁鹊云：多服病人眼盖，小便利，肾气虚，故昏目也。《本草》久服云云，扬之太过，用者审之。

枳　壳

《开宝》首云风痹淋痹，下云大胁风，《纲目》诸刻皆同，惟《汤液》本作风痒麻痹，下作大肠风。盖以枳壳胜湿化痰，疏泄肺与大肠之气也，《解要》因之。愚意当是风痹淋闭，大胁痛，原误二字，故不可解。淋闭多郁热，胁痛多气逆，淋闭者清阳不升，则浊阴不降。壳主高主气，用以理上，患自除矣。气逆刺痛，亦皆近上。胁言大者，别于下之季胁也。散留结乃统言，胸膈痰滞其一耳。盖用实治下主血，用壳治高主气，洁古、东垣皆如此，非臆说也。

竹　叶

竹类极繁，《本草》陶、苏二家云：入药宜堇竹淡竹，又谓甘竹似篁[①]而茂，即淡竹也，六地多竹，此所指似俗呼水黄连者。余庭前旧植数十竿，邻近每采用。今医家好言淡竹叶，伧父[②]谬以鸭跖草当之。《本草》草部另载淡竹叶，云苗高数寸，似竹米落地所生，甘寒无毒，叶去烦热，利小便清心。今六之西山有一种草，高不盈尺，茎中空有节，叶亦全肖竹而稍薄，生丛棘间，凌冬不凋，仅一痘医识之，云其师江右人也，指授此为真淡竹，用之已数十年，尝贻余合他药浸酒，未知是否。《汤液本草》竹、淡竹俱载木部，于淡竹，引日华子并用根茎，所主痰热惊痫等症也。按《诗·绿竹》郑笺：绿为王刍[③]，竹为篇竹。郭璞云：篇亦作扁，似小藜。陆玑云：绿竹乃一草，高数尺，可磨治器物，俗呼木贼，以上皆指草。惟班彪志云：淇园，殷纣竹箭园也。朱子云：淇上多竹，汉世犹然，此则实指今竹。盖竹既多种难辨，又有草木混之，故迄无定论，记此质诸博雅君子。

莲　子

称石莲子，以秋深沉水，坚黑如石得名。《纲目》载别有石莲子，状如土石而味苦，不知何物也。

大　枣

即北地晒干赤枣，肉厚多脂，宜用入药。其蒸熟色

① 篁：竹林，泛指竹子。

② 伧父：晋南北朝时，南人讥北人粗鄙，蔑称之为“伧父”。

③ 王刍（chú 除）：菉草的别称，又名荩草。

黑，是为胶枣，亦有用者。至南枣，以糖蜜拌蒸，更甘而润，食多损脾动湿热，未堪用也。枣仁，陈久者弥良。

龙　眼

《本草》主治云，安志厌食，厌平声，饱也。《纲目》称其开胃益脾，补虚长智，即安志厌食之谓也。

杏　仁

《纲目》云：气温，味甘苦冷利，冷利者其性也，凡用汤浸去皮尖，麸炒黄。然治风寒肺病，有连皮尖用者，取其发散也。桃仁行血，宜连皮尖生用，若润燥活血，则宜汤浸去皮尖炒黄用也。

铁　衣

《本经》名铁落，主风热恶疮疡，疽疮，痂疥气在皮肤中。痂，《说文》训干疡。疥，有甲，故曰疥。皆外干燥，邪郁皮肤，痛痒不可耐，金以制木，木平则邪热自清，故主之，《千金方》用治小儿丹毒，亦此意也。煎汁服，亦治水肿，盖借铁气以制肝木，使不能克土，土不受邪，水自消矣。愈后仍断盐，以盐性濡润，恐致复病也。

芒　硝

《纲目》依《本经》，朴硝、硝石并列，而以芒硝属消石，谓硝有水火二种，形质虽同，性气迥别。朴硝即水硝，经煎炼，有细芒者为芒硝，如马牙者为牙硝，气寒而味咸；硝石即火硝，经煎炼，亦有芒、牙二种，气大温而味辛苦。自唐宋以来，所用芒硝、牙硝，皆水硝也，信然，则气温味辛之火硝，既不复用，不必以性寒常用之，芒硝另属硝石，且称硝石为火硝矣。《汤液本草》载朴硝、盆硝、硝石，于朴硝称气温，盆硝、硝石称气寒。又云，硝石者其总名，不经火者为生硝、朴硝，经火者为盆硝、苦硝。其馀诸家，皆称朴芒一物，而有精粗之别，固是。但今药肆朴硝，一名皮硝，工以治皮，炼净则名芒硝，并入药用。正是水硝，产河南睢州，其火硝得火即然，一名焰硝，产寿春，今禁私贩，重火器也。至《本经》硝石，气味主治，与朴硝无大异，正苏颂所称又有生硝，亦出蜀地，不因煮炼，类朴硝而小坚，则硝石殆自然铜之比，未易多致，且既有芒硝可用，亦不更求耳。《纲目》辨论纷纭，惜未尽一。宋《惠民和剂》有碧雪方，治诸热病，内朴硝、芒硝、马牙硝、硝石并用，皆水硝也。业岐黄者，于此等处，亦宜研穷，未容姑置。

代赭石

方称研末，真金汤下，治小儿惊症。《纲目》载，一儿泻后，眼上，三日不乳，将危，有名医曰，慢惊也，宜治肝，水飞代赭石末，每用半钱，冬瓜仁煎汤调下，果愈。考冬瓜仁，专末服，补肝明目，故用煎汤，此更简易，附记便用。

粳　米

粳同秔，稻黏者为糯，不黏者粳，入药，晚粳良，其早熟者为籼[1]。《纲目》另列，云：气温，主温中除湿，先秋登场。江淮间，于糯之外，统名为籼，不复称粳，于此种早籼，谓之白稻，以其米色独白。《本草》列稻、粳、籼三种，稻即糯，盖专称糯为稻也。

神曲、红曲

神曲出《药性本草》，用白面合药汁，取配六神，于诸神聚会日作之，故名；红曲出《丹溪补遗》，用粳米造，以入酢醢[2]，鲜红可爱。二曲制法，俱载《纲目》。

生　姜

旧附干姜下，《纲目》始分出另列，且云：食姜久，积热患目，病痔人多食兼酒立发，痈疮人多食则生恶肉，是皆昔人所未及，所谓好而知其恶者此也。

干　姜

造法：以老姜水浸三日去皮，置流水中六日，更刮皮净，然后晒干，置瓷缸中，酿三日，乃成。以白净结实者为良，又名白姜。《纲目》言孕妇不可食，恐使胎内消，以其性热而辛散也。入药宜炮黑。《本经》云：生者尤良，盖指上文湿痢诸病。东垣云：生则逐寒邪而发表，炮则除胃冷而守中是也。六地产姜，药肆所货，或连皮略晒，尚带泥沙，正《纲目》生姜后附载干生姜者。《汤液本草》

---

① 籼（xiān 先）：水稻的一种，米粒细而长。

② 酢醢（zuòhǎi 海作）：醋。

于生姜称气温味辛，气味俱轻阳也，谓姜屑比之干姜则不热，比之生姜则不湿，姜屑，即干生姜也；于干姜，称气热味大辛，味薄气厚，阳中之阳也，姜附四逆理中等汤用之，则不独生姜、干姜有别，即干姜、干生姜，未可概施明矣。

白　胶

即鹿角胶。《药性本草》谓白胶，一名黄明胶，非是，黄明胶乃牛皮胶也。

阿　胶

一名传致胶。《本经》阿胶，煮牛皮为之。今世惟重乌驴皮，疗风胜诸胶，必用乌者，取色属水，以制热则生风之义。贵阿井者，以济水所注，清而重，其性趋下，故治淤浊及逆上之痰，糯米粉炒成珠用，然真者难得。或依法汲咸苦井水，自造用可也，并造白胶法。俱详《纲目》。

石　蜜

即蜂蜜。以生山石中，色白如膏者良。今用河南白蜜，盖采梨花酿成，殊胜他产。《纲目》果部别载石蜜，即今冰糖也。

紫河车

古之本草，不分部类，于人仅用发髲[1]。《海藏》汤

① 髲（bì必）：假发。

液，旁附人尿，亦不立人部。药本人胞[1]，重在人也，用之[2]及人，且列人部，失则已甚。人胞创自陈氏《拾遗》，《纲目》虽收而未以为是。引崔行功[3]，只言治人之虚失痨瘵偶用之。崔行功云：炮炙入药，令儿惨夭，于心何忍[4]？濒湖又言吴燮山大造丸用此，然诸药皆平补，内即无人胞，亦可服饵。今吴门郭氏论此方，谓如阴虚精涸，水不制火，发为咳嗽吐血，骨蒸盗汗等症，属阳盛阴虚，服此耗将竭之阴，为患非细。夫病未甚不必服，病既甚又不宜服，则后之纂述者于此药此方俱逸之可也。

附　考

药性本草

宋·掌禹锡谓《药性论》四卷，多与《本草》戾，未知何人撰。《纲目》云：即《药性本草》，甄权著也，称权当唐太宗时，年百二十岁，帝临访药性，因上此书。按《唐书》权本传，贞观中权已百岁，太宗幸其舍，视饮食，访逮其术，擢[5]朝散大夫，寻卒，年一百三岁。所撰《脉经》《针方》《明堂》等图，传于时。其弟立言亦精医。

---

① 胞：原脱，据卫生堂本补。

② 之：底本漫漶不清，据卫生堂本补。

③ 崔行功：唐代恒州井陉（今河北）人，著《崔氏纂要方》十卷、《千金秘要备极方》一卷，已佚。

④ 只言治人之虚……于心何忍：底本漫漶不清，据卫生堂本补。

⑤ 擢（zhuó 浊）：提拔。

《艺文志》载甄权《脉经》一卷，《针经钞》三卷，《针方》一卷，《明堂人形图》一卷，《甄立言本草音义》七卷，又《本草药性》三卷，《古今录验方》五十卷。则《药性》属立言。然多一卷，恐并非立言本，《纲目》实指甄权，未稳。不若但称《药性本草》也。

卷帙次第

古本但列上中下三品，不分部类，自后各家编次不同。《纲目》先水火土金石。《解要》曰草、曰木、曰苞木、曰金石、曰人、曰兽、曰鱼虫、曰果、曰菜谷。今改编先草木，药之本也。次竹，竹《说文》以草名之，其实非草非木，自为一种。《解要》依《纲目》称苞木，不若竟称竹部。次果实，盖不离乎草木。次金石，古《本草》首金石，固药所重也。次谷菜禽兽虫鱼，强半日用所需，兼属已疾。人则依《纲目》最后。《纲目》谓由贱至贵。愚意药物已多，必欲近取诸身，以其馀焉者可。今姑仍旧，宜去紫河车，进人中黄，称近馀附载，庶几稳当也。

音 训

诸 药

药有五行，金木水火土即五行，五气，香臭臊腥膻，五色，青赤黄白黑，五味，酸苦甘辛咸，五性，寒热温凉平，五用，升降浮沉中。凡使用，别阴阳补泻，酌君臣佐使，不待言矣。凡作汤液，用水各别，火欲缓，恒令小沸。利汤欲生，补汤欲熟。凡用诸香、诸角、丹砂、芒硝、蒲黄、阿胶等，须另研。俟汤熟去柤①，纳入和服。加酒亦然。凡服药，疾在胸膈以上者，食后服；在心腹以下者，食先服；在四肢血脉者，宜空腹而在旦；在骨髓者，宜饱满而在夜。凡云等分者，多寡相等。云方寸匕者，匕匙也。匙挑药末，不落为度，正方一寸也。刀圭者，寸匕十之一也。一钱匕，匕大如钱者。五匕，将五铢钱取药，仅当五字不落。盖一钱之半，又云一字是也。一撮者，四刀圭也。兹于《解要》内药及制方同用之药，宜音释者，并列之。

何首乌同诸药治血痢，内有草石蚕，见《本草纲目》菜部，即甘露子，气平，主除风破血，和五脏。虫部另有石蚕，生溪涧石上，一名石蠹，气寒，主五癃石淋，除热解结。石部又有石蚕，生海岸，状如蚕，其实石也，气热，主石淋血结，治金疮。三者世皆罕用也。萎蕤，音威蕤。紫菀，宛郁二音，别有白菀。秦艽，音交，以根作罗纹相交结者良，故名。柴胡，柴旧作茈，茈别音紫，在此自读柴也。消，入水即消，又能消化诸物，故名，俗作硝。山楂，俗作查。牡荆子，即黄荆与叶如杏之蔓荆异。饴，音移，米糖也。饧，徐盈切，即饴也。香薷，音殊，

① 柤（zhā 渣）：古同“渣”，渣滓。

此读柔，本作莱。茹藘，音如闾，茜草也。凡使黄檗地黄忌铁器。二味，肾经药也。钱仲阳曰：肾有补而无泻。又曰：虚者补其母，实者泻其子。肾乃阴中之少阴，为涵养真元之水脏，忌铁，盖防伐木泻肝，恐子能令母虚也。

赝品宜辨

龙骨，古矿灰充。

麝，荔核搀。

轻粉，石膏搀。

藿香，茄叶搀。

黄精，莱菔搀。

郁金，姜黄充。

防己，木通充。

款冬，枇杷蕊充。

阿胶，广胶入荞麦面充。

虎骨，驴胫充。

麒麟竭，松脂搀。

龙脑香，番消搀。

肉苁蓉，盐松梢充。

元胡索，小半夏煮黄充。

草豆蔻，草仁充。

南木香，西芎充。

钟乳，醋煮令白。

细辛，水渍使直。

当归，酒洒取润。

枸杞，蜜拌令甜。

琥珀，旧用鸡子鱼枕伪造，今更能吸芥，或云枫脂为之，本具黏性也。

人参，赝品不止荠苨[1]，近有首尾真参，中插土参，曾被欺，咀试味带苦辣也。此外未易枚举，宜细察之，方免因误致损也。

诸　症

无病服药，如壁里添柱，盖药性各偏。《周礼》医师掌医政，令聚毒药以共医事是也。信如节嗜好，慎寒暑，夫复何患？谷茗果蔬，尽堪颐养。参术虽良，亦姑舍是。否则六淫之邪，乘虚而入。疾乃未免，而药始奏功。仲景于伤寒著三百一十三方，于杂病著《金匮要略》廿有二门，备矣。今叶先生于二书，阐微辨惑，别开生面，称《南阳经解》。又有删补慎斋遗书，诚沧溟之慈航，中宵之宝炬。学者熟读而精思之，庶临症瞭如，而无昧于施治也。今姑以解要所及诸症音释以便读者。

瘘，音漏。

痹，音秘。详《素问·痹论》《灵枢·周痹篇》。周痹，遍身痛也。俗作痺，误。痺，音脾。雌鹑也。

① 荠苨：又名地参。根味甜，可入药。根茎似人参，而叶小异，根味甜绝，能杀毒。

痉，擎上声。风强病。俗作痓，误。痓，音炽。恶也。

疸，音旦。黄病。症有五。

痿，音威。实痹虚痿。痹宜行气胜湿，痿宜清燥滋阴。

尰，同瘇。足肿也。

挛，音鸾。手足拘曲。

末疾，末，四肢也。风淫末疾。见《左传》。

瘰疬，音裸历。筋结病。

怔忡，音征冲。

癥瘕，音征加。下焦之疾，见于脐下。妇人多有之。别有癥字音止。亦肠病。

三虫伏尸，《解要》但云湿热所化，理甚正。

疡，音阳。

疝瘕，疝，音讪。阴病。此音异。心痛曰疝。女子多此疾。

衄咯，音朒各。

躄，音碧。一足废曰跛，两足废曰躄。

疰，音注。

哕，渊入声。有声无物。气逆病也。

鹜溏，上音木。即鸭溏。

梦寤魇寐，寐息也。寐觉而有言曰寤。谓梦而寤。魇于寐也。盖火起于下而痰闭于上，心血亏而神失守，非真有异物作祟也。

痰饮，痰有六：湿热风寒食气。饮有五：支留伏溢悬。皆生于湿。然《金匮》但称饮有四：痰悬溢支。姚注：谓留饮即痰饮也。支饮不得息。支者，如果在枝，旁而不正。其人喘满冒眩，有碍呼吸，故云不得息也。

瘛疭，音炽纵。即搐搦也。音竹诺。

癞，同瘨，音颓。

澼，音僻。即下利音也。

癃，音隆。小水不利也。

皮水风水，脾虚不能制水故也。详《金匮》。

血泣，泣同涩。

蜸，音匿。食肛小虫。

疱皻，音砲柤。酒赤鼻也。

哕，音抉。

沃，音屋。水从上溜下曰沃。

殢，音腻。滞也。

皯，同奸。音干。面上黑气。

疠，本音例。又言赖。即癞字。

校注后记

一、作者考及其生平

《本草经解要》旧题清叶桂撰。叶天士（1667—1746）名桂，清代名医，四大温病学家之一。吴县（今属江苏）人。长于内科杂病，于温病学说尤有贡献。其代表作有《温热论》，主要医案著作有《临证指南医案》等，多由其弟子及后裔录存。题为叶氏所述之书尚有《幼科心法》一卷、《本事方衍义》十卷、《景岳全书发挥》（一作姚球撰）四卷、《幼科要略》两卷、《医效秘传》三卷（或谓系托名）、《本草经解要》四卷（一名《本草经解》，系姚球撰，托名叶桂）等。

但是，关于本书的作者，据清代医家曹禾考证，叶天士应为托名，他在《医学读书志》中载"本草经解要四卷，为梁溪姚球字颐真撰，自序学医始末，著书原委，门人王从龙跋，从龙叔海文序，又列参校门人华元龙等一十八人名，为六安州守杨公子字远斋所刻，称尚有《南阳经解》《幼科新书》《删补慎斋遗书》《评点景岳全书》《类经诸稿》未梓，坊贾因书不售，剜补桂名，遂致吴中纸贵，念祖未见原本，故踵其讹误如此。"据中国中医科学院郑金生考证，曹禾所见姚球《本草经解要》初刊本今已不存，唯有改名的最早刊本现藏于中国中医科学院图书馆。此本削去姚氏自序和门人王从龙跋，仅存王云锦（海文）、杨缉祖（远斋）序。序中姚球之名均剜去，补上叶天士之名。此书虽经书商作伪，但仍留有纰漏，该书“附馀”中的杨友敬序还是留下了“姚先生”之称——此足以证明《本草经解要》确系为姚球所撰。

姚球（？—1735），清代医家，字颐真，堂号学易草庐，无锡（今属江苏）梁溪人。儒士，精于《易经》，尝著《周易象训》，其“凡例”称辛未岁年二十七始读《周易》，二十馀年间，见注疏百三四十部。因《易》以悟医，深探医家要妙。据乾隆十六年（1751）《无锡县志》记载，他“生有异质，及长从师学医。问曰：曾读书乎？曰：不读书乌能医？球色沮，归而究心经史百家言数年，乃阅岐黄书，洞悉微妙。其术主于扶元气，助真阳，活人甚众”。雍正十三年（1735），姚球与其子梦熊避暑惠山，渡蓉湖，遇风舟覆，父子同溺死。姚球著《本草经解要》四卷，论药一百七十四味，以《神农本草经》药物为主。将药物气味与脏腑功能紧密结合，详释药理，每有新见。其书刊行后，坊贾因书不售，托名叶天士，遂使吴中纸贵。另著《景岳全书发挥》《周慎斋遗书》，亦托名刊行，《南阳经解》《痘科指掌》，均佚。

二、版本调查

通过查阅《中国中医古籍总目》，本书共有 10 个版本，包括清雍正二年甲辰（1724）稽古山房藏版刻本，清雍正二年甲辰（1724）王从龙刻本，清雍正金阊书业堂藏版刻本，清乾隆四十六年辛丑（1781）卫生堂刻本，清光绪十四年戊子（1888）潘霨刻本，清光绪十九年癸巳（1893）羊城大文堂刻本，清贵阳文通书局铅印本民国重印本，清刻本，清据雍正二年稽古山房刻本影抄本，1926年广益书局铅印本。本次整理，底本选用雍正二年甲辰（1724）稽古山房藏版刻本，该版本年代最早，序跋完整，刻印精工，错误较少。主校本选用王从龙刻本，该版本和初版相比删去王云锦之序言，且将附馀一卷置于卷首处，下为为目录及正文。金阊书业堂藏版刻本、卫生堂刻本、潘霨刻本作为参校本。其中金阊书业堂藏版经过对比和王从龙刻本基本一致，清乾隆四十六年辛丑（1781）卫生堂刻本序言及正文四卷内容完整，但无附馀一卷，清光绪十四年戊子（1888）潘霨刻本亦无附馀一卷，且增加了光绪戊子重三日关中王宪会所撰“校勘本草经解要记”。此外，据版本考证发现，清贵阳文通书局铅印本民国重印本即据潘霨刻本重印，广益书局铅印本即据清乾隆卫生堂刻本重印。

三、学术特色

《本草经解要》是清代非常有名的一部本草著作，刊本甚多。该书在陈修园《神农本草经读》中多有引用。后人又将该书与张志聪《本草崇原》、陈修园《神农本草经读》合为《本草三家合注》。但就是这样一部名著，署名却是当时的名医叶天士。直到《医学读书志》（1852）年为此书正名，然曹禾之说在清代知者甚少，《本草经解要》仍以叶天士之名广为流行。由于此书托名，故又使后人将姚氏学生王从龙等错认作叶天士门下，造成了学术传承的混乱。

姚球邃于《易》而善医，择汤液中药品而取其精，于《神农本草经》365 种药物中选录 117 种，于其他本草书中择取 57 种，共计 174 种临床常用药物，“以《易》之盈虚消息，通乎药剂之轻急缓重”，着眼于药物的性味归经，对《本经》等书的原文作了必要的注解。

药物排序按照草部、木部、竹部、果部、金石部、谷菜部、禽兽部、虫鱼部、人部进行分类，各药论述一般分为三部分，首先介绍药性、有毒无毒、功效主治等，其次为注文，阐释药性归经，最后为制方、配伍应用等。另附余一卷，介绍药物考证、音训等。

此书又在临证用药上有其独到之处，药物意理阐释清晰，“纲举目张而使人有豁然贯通之宜”。且各药之后有制方一项，诠释各药物的配伍运用，由单药而演绎经典方剂，示之处方规矩，实为临床用药的指南。

总 书 目

医　　经

内经博议

内经提要

内经精要

医经津渡

素灵微蕴

难经直解

内经评文灵枢

内经评文素问

内经素问校证

灵素节要浅注

素问灵枢类纂约注

清儒《内经》校记五种

勿听子俗解八十一难经

黄帝内经素问详注直讲全集

基础理论

运气商

运气易览

医学寻源

医学阶梯

医学辨正

病机纂要

脏腑性鉴

校注病机赋

内经运气病释

松菊堂医学溯源

脏腑证治图说人镜经

脏腑图说症治合璧

伤寒金匮

伤寒考

伤寒大白

伤寒分经

伤寒正宗

伤寒寻源

伤寒折衷

伤寒经注

伤寒指归

伤寒指掌

伤寒选录

伤寒绪论

伤寒源流

伤寒撮要

伤寒缵论

医宗承启

桑韩笔语

伤寒正医录

伤寒全生集

伤寒论证辨

伤寒论纲目

伤寒论直解

伤寒论类方
伤寒论特解
伤寒论集注（徐赤）
伤寒论集注（熊寿试）
伤寒微旨论
伤寒溯源集
订正医圣全集
伤寒启蒙集稿
伤寒尚论辨似
伤寒兼证析义
张卿子伤寒论
金匮要略正义
金匮要略直解
高注金匮要略
伤寒论大方图解
伤寒论辨证广注
伤寒活人指掌图
张仲景金匮要略
伤寒六书纂要辨疑
伤寒六经辨证治法
伤寒类书活人总括
张仲景伤寒原文点精
伤寒活人指掌补注辨疑

诊　　法

脉微
玉函经
外诊法
舌鉴辨正
医学辑要
脉义简摩
脉诀汇辨
脉学辑要
脉经直指
脉理正义
脉理存真
脉理宗经
脉镜须知
察病指南
崔真人脉诀
四诊脉鉴大全
删注脉诀规正
图注脉诀辨真
脉诀刊误集解
重订诊家直诀
人元脉影归指图说
脉诀指掌病式图说
脉学注释汇参证治

针灸推拿

针灸节要
针灸全生
针灸逢源
备急灸法
神灸经纶
传悟灵济录
小儿推拿广意
小儿推拿秘诀
太乙神针心法
杨敬斋针灸全书

本　　草

药征
药鉴
药镜
本草汇
本草便
法古录
食品集
上医本草
山居本草
长沙药解
本经经释
本经疏证
本草分经
本草正义
本草汇笺
本草汇纂
本草发明
本草发挥
本草约言
本草求原
本草明览
本草详节
本草洞诠
本草真诠
本草通玄
本草集要
本草辑要
本草纂要
药性提要
药征续编
药性纂要
药品化义
药理近考
食物本草
食鉴本草
炮炙全书
分类草药性
本经序疏要
本经续疏
本草经解要
青囊药性赋
分部本草妙用
本草二十四品
本草经疏辑要
本草乘雅半偈
生草药性备要
芷园臆草题药
类经证治本草
神农本草经赞
神农本经会通
神农本经校注
药性分类主治
艺林汇考饮食篇
本草纲目易知录
汤液本草经雅正
新刊药性要略大全
淑景堂改订注释寒热温平药性赋
用药珍珠囊　珍珠囊补遗药性赋

方　书

医便
卫生编
袖珍方
仁术便览
古方汇精
圣济总录
众妙仙方
李氏医鉴
医方丛话
医方约说
医方便览
乾坤生意
悬袖便方
救急易方
程氏释方
集古良方
摄生总论
摄生秘剖
辨症良方
活人心法（朱权）
卫生家宝方
见心斋药录
寿世简便集
医方大成论
医方考绳愆
鸡峰普济方
饲鹤亭集方
临症经验方
思济堂方书
济世碎金方
揣摩有得集
亟斋急应奇方
乾坤生意秘韫
简易普济良方
内外验方秘传
名方类证医书大全
新编南北经验医方大成

临证综合

医级
医悟
丹台玉案
玉机辨症
古今医诗
本草权度
弄丸心法
医林绳墨
医学碎金
医学粹精
医宗备要
医宗宝镜
医宗撮精
医经小学
医垒元戎
证治要义
松厓医径
扁鹊心书
素仙简要

慎斋遗书
折肱漫录
济众新编
丹溪心法附余
方氏脉症正宗
世医通变要法
医林绳墨大全
医林纂要探源
普济内外全书
医方一盘珠全集
医林口谱六治秘书
识病捷法

温　病

伤暑论
温证指归
瘟疫发源
医寄伏阴论
温热论笺正
温热病指南集
寒瘟条辨摘要

内　科

医镜
内科摘录
证因通考
解围元薮
燥气总论
医法征验录
医略十三篇
琅嬛青囊要
医林类证集要
林氏活人录汇编
罗太无口授三法
芷园素社痎疟论疏

女　科

广生编
仁寿镜
树蕙编
女科指掌
女科撮要
广嗣全诀
广嗣要语
广嗣须知
孕育玄机
妇科玉尺
妇科百辨
妇科良方
妇科备考
妇科宝案
妇科指归
求嗣指源
坤元是保
坤中之要
祈嗣真诠
种子心法
济阴近编
济阴宝筏
秘传女科

秘珍济阴
黄氏女科
女科万金方
彤园妇人科
女科百效全书
叶氏女科证治
妇科秘兰全书
宋氏女科撮要
茅氏女科秘方
节斋公胎产医案
秘传内府经验女科

儿　　科

婴儿论
幼科折衷
幼科指归
全幼心鉴
保婴全方
保婴撮要
活幼口议
活幼心书
小儿病源方论
幼科医学指南
痘疹活幼心法
新刻幼科百效全书
补要袖珍小儿方论
儿科推拿摘要辨症指南

外　　科

大河外科
外科真诠
枕藏外科
外科明隐集
外科集验方
外证医案汇编
外科百效全书
外科活人定本
外科秘授著要
疮疡经验全书
外科心法真验指掌
片石居疡科治法辑要

伤　　科

正骨范
接骨全书
跌打大全
全身骨图考正
伤科方书六种

眼　　科

目经大成
目科捷径
眼科启明
眼科要旨
眼科阐微
眼科集成
眼科纂要
银海指南
明目神验方
银海精微补

医理折衷目科
证治准绳眼科
鸿飞集论眼科
眼科开光易简秘本
眼科正宗原机启微

咽喉口齿

咽喉论
咽喉秘集
喉科心法
喉科杓指
喉科枕秘
喉科秘钥
咽喉经验秘传

养　　生

易筋经
山居四要
寿世新编
厚生训纂
修龄要指
香奁润色
养生四要
养生类纂
神仙服饵
尊生要旨
黄庭内景五脏六腑补泻图

医案医话医论

纪恩录
胃气论
北行日记
李翁医记
两都医案
医案梦记
医源经旨
沈氏医案
易氏医按
高氏医案
温氏医案
鲁峰医案
赖氏脉案
瞻山医案
旧德堂医案
医论三十篇
医学穷源集
吴门治验录
沈芊绿医案
诊余举隅录
得心集医案
程原仲医案
心太平轩医案
东皋草堂医案
冰壑老人医案
芷园臆草存案
陆氏三世医验
罗谦甫治验案
临证医案笔记
丁授堂先生医案
张梦庐先生医案

养性轩临证医案
养新堂医论读本
祝茹穹先生医印
谦益斋外科医案
太医局诸科程文格
古今医家经论汇编
莲斋医意立斋案疏

医　史

医学读书志
医学读书附志

综　合

元汇医镜
平法寓言
寿芝医略
杏苑生春
医林正印
医法青篇
医学五则
医学汇函
医学集成
医学辩害
医经允中
医钞类编
证治合参
宝命真诠
活人心法（刘以仁）
家藏蒙筌
心印绀珠经
雪潭居医约
嵩厓尊生书
医书汇参辑成
罗氏会约医镜
罗浩医书二种
景岳全书发挥
新刊医学集成
寿身小补家藏
胡文焕医书三种
铁如意轩医书四种
脉药联珠药性食物考
汉阳叶氏丛刻医集二种